碳离子肿瘤放射治疗的临床放射生物学

CLINICAL RADIOBIOLOGY
OF CARBON ION RADIOTHERAPY
FOR TUMORS

蒋国梁　编著

U0377094

復旦大學出版社

将此书敬献给：

我的导师：复旦大学附属肿瘤医院刘泰福教授和赵森教授，是他们带我跨入肿瘤的放疗领域。

我的导师：美国 M. D. Anderson 肿瘤中心 James D. Cox 教授和 Kian K. Ang 教授，是他们引领我进入了先进的肿瘤放疗技术高地。

我们的患者：他们托付了自己的健康和生命给我们进行临床试验，使我们获得了临床经验。

前言
Preface

质子重离子肿瘤放射治疗（简称放疗）从射线的发现到临床应用已有百年的发展历史。虽然从理论上讲这是一个好的放疗技术，但是至今还没有在肿瘤放疗界广泛应用。其主要原因是质子重离子放疗设备昂贵，相应的基础建设投入巨大，特别是碳离子放疗设备。因此国际上的碳离子放疗中心不多，累计治疗的肿瘤患者数量有限，临床经验的积累比较慢。1990年代后期，当我还在美国 M. D. Anderson 肿瘤中心学习和工作期间，他们就在筹建质子放疗中心，这对我产生了巨大的影响。在我的老师 James D. Cox（前 ASTRO 主席）的领导下，M. D. Anderson 肿瘤中心于 2006 年建成了质子放疗中心。因受到我的老师 James D. Cox 和 Kian K. Ang（前 ASTRO 主席）的鼓励，我开始尝试在国内筹建质子重离子项目。从 1998 年开始进行调研，终于在 2005 年获得了国家卫生部颁发的国内第一张质子重离子设备的配置证。上海市质子重离子医院在上海市委和市政府的全力支持下，于 2014 年建成并开始临床注册试验，于 2015 年获批正式治疗患者，至今已经累计治疗肿瘤患者 7 000 余例，积累了许多成功的经验，亦有失败的教训。

根据 PTCOG 网站（ptcog. site）报告，到 2024 年 6 月，全球已经有 111 家质子放疗中心。质子射线的放射物理学剂量分布明显不同于 X 线，但是它的放射生物学性质与 X 线基本相同，全球累计治疗的肿瘤患者逾 30 万，所以质子放疗技术已经基本成熟。而重离子（碳离子）放疗中心目前在国际上仅有 15 家，累计治疗患者数不到 5 万。然而，与质子放疗相比，碳离子射线除了具有物理剂量学的优势外，还具有放射生物学的优势，特别在克服对 X 线放射抵抗的肿瘤方面具有提高疗效的很大潜能。

临床初步的实践已经表明，碳离子放疗在治疗抗 X 线肿瘤方面具有优势，显著提高了这些肿瘤放疗的疗效。 但是由于全球治疗的患者有限，碳离子放疗技术还没有完全成熟，临床放疗的方法仍然在发展中。 碳离子的放射生物学是临床放疗技术发展的基础。 编写本书的目的是介绍碳离子放疗基本的临床放射生物学，供从事碳离子放疗的临床医生学习，也可以供放射物理师和技师参考。 本书的资料主要来自文献和日本国家量子科学技术研究所（NIRS/QST）举办的重离子学习班的教材，以及上海市质子重离子医院自设备临床注册试验以来的 11 年经验和教训。 本书试图从临床医生能理解的角度来阐述重离子射线（主要是碳离子）临床放射生物学以及近年来在碳离子放射生物学研究方面的进展。

　　本书是我在过去的两年中写成的，在撰写过程中得到了同事的鼓励和帮助。 王巍伟物理师、赵静芳副主任、章青主任、王征副主任等对有关内容提出了修改意见并给予了很高的评价。 王巍伟物理师帮助制作了部分碳离子放疗的临床病例计划。 叶立芳、傅一弘、陆怡婷同志帮助打印了文稿。 在此对他们表示衷心的感谢！

　　最后，还要感谢我的夫人海玉和女儿晓灵，感谢她们对我的支持、理解和鼓励。

上海市质子重离子医院

2024 年 6 月于上海

目录
Contents

第1章

概　况

　　1895 年伦琴（Roentgen）发现了 X 线，次年他用 X 线来诊断和治疗疾病。1898 年居里（Curie）夫妇发现了镭并用于治疗肿瘤，开创了肿瘤放射治疗（简称放疗）的历史，至今肿瘤放疗已经有一个多世纪的历史。放疗的技术从镭发展到低能 X 线、^{60}Co γ 射线、高能 X 线，到目前的质子和重离子射线，临床肿瘤放疗的疗效随着放疗技术的进步不断改善。目前放疗已经成为肿瘤治疗中的主要方法之一，被广泛地应用于肿瘤的临床治疗。

　　质子和重离子放疗开始于 20 世纪。1904 年英国物理学家、阿德莱德大学教授威廉·布拉格（William Bragg）发现了从镭发出的 α 粒子在空气中电离分布的特殊现象，于是把这个特殊的剂量分布命名为 Bragg 峰。1919 年英国曼彻斯特大学物理学家欧内斯特·卢瑟福（Ernest Rutherford）用 α 粒子轰击氮原子，打出了一种离子，继而测定了它的电荷和质量，最后命名为质子。1946 年哈佛大学的罗伯特·威尔逊（Robert Wilson）教授首次提出了使用质子和重离子射线来治疗肿瘤的想法，但是一直到 1960 年美国哈佛大学麻省总医院才开始用质子射线来治疗肿瘤，当时他们使用的设备是物理学研究用的加速器，在赫尔曼·苏伊特（Herman Suit）主任的领导下开始肿瘤的放疗，当时主要治疗的是儿童肿瘤，获得了比较好的治疗效果。1990 年，全球第一个以医院为基地的质子放疗中心在美国洛马林达大学成立，他们使用专门为治疗患者设计的同步加速器，同时配有 360°旋转机架的质子放疗设备。在詹姆斯·斯拉特（James Slater）主任的领导下，从 1994 年开始到 2020 年，他们已经累计治疗了肿瘤患者 2 万多例，疗效比 X 线放疗更好，放疗的副作用也更轻。同时，瑞士、英国和苏联也开始了质子肿瘤放疗。

　　美国劳伦斯伯克利国家研究所（Lawrence　Berkeley　National

Laboratory)是全球著名的重离子放疗研究机构。他们发展了回旋加速器、同步加速器等设备,能产生各种离子射线来进行肿瘤的临床放疗。他们试用过多种离子射线来治疗肿瘤,包括氦离子、碳离子、氖离子、氩离子和硅离子射线等。在卡斯托(Casto J. R.)医生的领导下进行了各种重离子射线肿瘤放疗的临床试验。经过临床试验,从放射物理剂量的分布和放射生物效应两方面考虑并结合临床放疗的结果,他们发现碳离子射线是比较适合肿瘤的临床放疗。但是,由于该研究所的加速器老化,对重离子放疗的临床试验被终止。此后重离子肿瘤放疗的研究转移到了德国和日本。德国的相关机构是国家重离子研究所(Helmholtzzentrum für Schweionenforschung GmbH,GSI),日本的则是国家放射医学研究所(National Institute of Radiological Science,NIRS),现更名为日本国家量子科学和技术研究所(Quanta Science and Technology Institute,QST)。GSI 在 1997—2008 年间使用高能物理研究的加速器,通过重离子射线治疗了 450 多例肿瘤患者,取得了很好的效果。同时他们对重离子射线的放射物理学和生物学进行了深入的研究,基本搞清楚了重离子的放射物理学规律,同时初步搞清了重离子的放射生物学,为临床使用重离子放疗奠定了基础。GSI 设计了专门治疗患者用的同步加速器以及相关的设备和软件,他们联合了西门子公司制造了第一套质子和碳离子放疗系统,并配有 360°旋转的机架,装在了德国海德堡大学的放疗中心(Heidelberg Ion Therapy,HIT)。HIT 在 2009 年开始用同步加速器的质子和碳离子射线进行肿瘤放疗,在德布斯(Juergen Debus)主任的领导下,到 2022 年,他们已经治疗了 7 200 多例患者。目前 HIT 已经进行了多种离子射线的放疗,氦离子射线已经用于临床,质量更大的重离子——氧离子的研发也在进行中。在日本 NIRS/QST,他们在辻井博彦教授的领导下,从 1994 年开始对碳离子射线的物理学和生物学进行广泛深入的研究,特别是对临床放射生物学的研究,获得了碳离子临床放疗的基本规律。他们从 1994 年开始用碳离子进行临床肿瘤治疗,到 2023 年已经累计治疗肿瘤患者 15 000 多例。通过碳离子临床放疗的实践,在反复失败中不断总结经验和教训,初步获得了碳离子临床放疗的基本方法,包括碳离子放疗肿瘤的适应证、放疗的技术、放疗的分割剂量、照射次数和总剂量,以及碳离子放疗对于各种不同肿瘤的疗效和放疗的毒副作用。日本的碳离子放疗发展的比较活跃,到 2023 年,日本已经有 6 个碳离子放疗中心和 1 个质子碳离子放疗中心正在运营。

在我国,2000 年中日友好医院启动了质子项目,但是最后失败了。2004 年山东万杰医学院引进了 IBA 公司的质子放疗系统并开始用于治疗肿瘤。2006 年兰州中国科学院近代物理研究所自主研发了碳离子放疗系统,前期治疗 200 多例肿瘤患者。上海市质子重离子医院项目启动于 2007 年,经过 7 年建成。于 2014 年开始国家食品药品监督管理局要求的设备临床注册试验;2015 年获得批准并正式开业,至今已经累计治疗了 7 000 余例患者。2021 年甘肃武威重离子放疗中心开业。2022 年台北荣民总医院的重离子中心开业。我国目前已经运营的质子中心有 3 个,正在筹建的质子重离子中心已经有 30 余家。国内外质子重离子放疗的迅速发展趋势表明,这个新的放疗技术已经被认为是肿瘤放疗的发展方向。

质子射线的放射生物学行为与 X 线基本相同,在进入人体后主要产生稀疏电离(以间接效应为主),对人体细胞主要影响是产生 DNA 的单链断裂,其生物效应比 X 线略高。质子射线的相对生物效应(relative biological effect,RBE)在物理剂量的坪区为 1.1,在扩展的 Bragg 峰(spreading out of Bragg peak,SOBP)中,RBE 逐步升高,到 SOBP 终端时接近 1.2。由于主要产生 DNA 单链断裂,放射损伤后存在亚致死性损伤和潜在放射损伤的修复,其损伤后的细胞修复动力学和生存细胞的再增殖动力学与 X 线射线基本相同。另外,质子产生的放射损伤也与氧的存在有关,其氧增强比(oxygen enhancement ratio,OER)为 3,与光子相似。全球质子放疗的肿瘤患者总数已经超过 30 万,临床的经验已经基本成熟。但是全球重离子射线放疗(主要是碳离子)中心到 2024 年 6 月只有 15 家(日本 7 家、德国 2 家、意大利 1 家、奥地利 1 家、中国大陆 2 家、中国台湾 1 家、韩国 1 家),全球累计用碳离子放疗的患者只有 5 万例。碳离子肿瘤放疗还没有成熟,还有很多临床的问题没有被彻底解决,包括什么是各种不同肿瘤最佳的分割剂量、分割次数、照射总剂量;什么是各种关键器官和正常组织的放射耐受剂量;碳离子如何与化疗、靶向治疗和免疫治疗联合应用等。要彻底解决上述问题,碳离子的放射生物学是基础。然而,碳离子的放射生物学还没有被彻底搞清楚。同时临床医生对碳离子的放射生物学还没有很好的认识。但是,使用碳离子放疗的医生必须懂得基本的放射生物学知识。这也是编写本书的初心。

第 *2* 章

重离子放射后的放射生物学变化

 2.1 放射的直接效应和间接效应

　　电离性射线对生物体的损伤主要是对细胞 DNA 的损伤。低线性能量传递(linear energy transfer,LET)的 X 线和质子射线进入组织后产生稀疏分布的电离,电离了生物体内的水分子,产生了 O˙、OH˙ 等自由基,这些自由基对 DNA 产生了伤害,导了 DNA 的损伤,称为射线的间接效应。产生的 DNA 损伤主要是单链断裂,每 Gy 质子放射剂量产生的 DNA 损伤包括:双链断裂 50 个,单链断裂 1 000 个,碱基损伤 1 000 个,铰链损伤 150 个。质子射线的生物效应略高于 ^{60}Coγ 射线和高能 X 线,其相对生物效应(RBE)为 1.05～1.13。低 LET 射线主要产生的是间接效应。然而,高 LET 射线,包括碳离子或质量更高的氖、氧等离子,主要产生致密的电离,而 DNA 双链的直径在 2 nm 左右[1],致密的电离和离子直接击中 DNA 造成其严重损伤(图 2-1),包括 DNA 的单链断裂、DNA 的双链断裂和碱基的损坏,或者是上述损伤的联合(复合性的损伤),称为射线的直接效应。人体经过重离子射线照射后,DNA 双链断裂的严重损害比例占全部损伤的 70%。导致 DNA 严重损伤的主要原因是射线的直接效应。为了直观地显示低 LET 的 X 线和高 LET 的碳离子射线对 DNA 损伤的差别,研究者使用了 γH2AX 蛋白的荧光标记,γH2AX 蛋白是 DNA 损伤和修复的标记。图 2-2 显示了 X 线和高 LET 的碳离子射线照射细胞后细胞核的损伤,在 X 线照射后的损伤是稀疏的,而在碳离子放射后是致密的,表明损伤更严重。

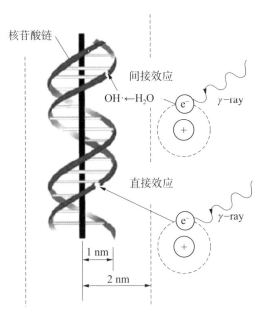

核苷酸链

间接效应

OH·←H₂O

e^-

γ-ray

$+$

直接效应

e^-

γ-ray

$+$

1 nm

2 nm

图 2-1　电离性射线产生的间接效应和直接效应

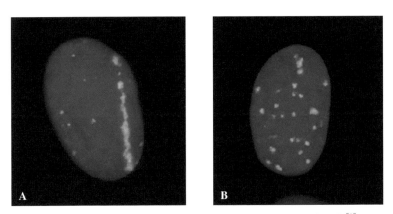

A

B

图 2-2　X 线和高 LET 碳离子射线照射细胞后细胞核的损伤[2]

注:图为 DNA 双链断裂标记 γH2AX 蛋白的免疫荧光染色。A. 碳离子射线照射造成严重的 DNA 损伤。B. X 线放射线造成稀疏的 DNA 损伤。

　　经 X 线放射后,DNA 的损伤主要是由射线的间接效应引起的,产生 DNA 的单链断裂。而高 LET 碳离子射线对 DNA 的损伤主要是由射线的直接效应引起的,产生 DNA 的双链断裂。日本 QST/NIRA 的 Hirayama 对 DNA 的相关损伤是由射线的哪些效应引起的做了文献整理和总结(表 2-1)[3]。X 线的间接效应贡献比在 60% 以上(主要产生

DNA 的单链断裂);而重离子照射后间接效应的占比下降到 $25\%\sim$ 50%。换言之,直接效应的占比上升为 $50\%\sim75\%$(主要产生 DNA 双链断裂),所以对细胞的损伤更严重。同时,射线的 LET 越高,直接效应的占比越大,间接效应的贡献就越小,细胞的损伤越严重。Harayama 在另一个 V79 细胞的实验中研究了不同 LET 的重离子射线产生的间接效应比例,结果是:200 KV 的 X 线 76%;14 keV/μm 的碳离子 80%;200 keV/μm 的铁离子 42%;440 keV/μm 的铁离子 32%。也就是说,重离子射线的 LET 越大,直接效应损伤的比例越大,产生的 DNA 双链断裂越严重[4]。

表 2-1　X 线和不同 LET 碳离子、氖离子照射后间接效应对细胞杀灭的贡献比

细胞系	LET(keV/μm)	间接作用贡献率(%)
L5178Y	X-ray	65
V79-379-A	X-ray	62
V79	180(C)	50
CHO	95(C)	40
CHO	129(C)	25
CHO	184(Ne)	25

 ## 2.2　重离子放射后的细胞生存曲线

　　重离子放射后细胞的损伤情况也可以通过放射后的细胞生存曲线来描写和观察。在放射生物学研究领域里,放射后细胞生存曲线是一个主要的实验研究方法。放射后的细胞生存率用 LQ 模型(linear quadratic model)来描写细胞生存曲线,细胞生存率 $S=\exp(-\alpha D-\beta D^2)$。其中,$S$ 代表生存率,D 代表放射剂量,α 为致死性损伤杀灭的参数,β 为涉及修复杀灭的参数(图 2-3)[5]。图中的一条细胞生存曲线是低 LET 的 X线放疗后的细胞生存曲线,这个生存曲线的起始部分有一个"肩区",提示细胞放射损伤以后有修复发生。图中的另一条曲线是高 LET 射线照

射后的细胞生存曲线,这条生存曲线起始部分的"肩区"消失,提示放射损伤的修复减少。图 2 - 4 是高 LET 射线照射后细胞的生存曲线[4]。高 LET 射线分别是 14 keV/μm 的碳离子射线、200 keV/μm 的铁离子射线和 440 keV/μm 的铁离子射线。以 200 keV 的 X 线照射后的细胞生存曲线作为比较,随着高 LET 射线 LET 值的增加,细胞生存曲线起始部分的"肩区"消失,生存曲线的斜率逐步变大。表明细胞放射损伤的修复在减少,细胞的死亡在增加。提示

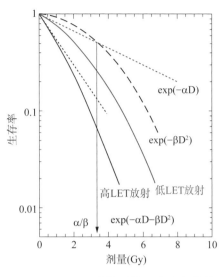

图 2 - 3　放射后的细胞生存曲线

重离子射线的 LET 越高,细胞损伤越严重。日本学者 Yagi 用 γ 射线、质子射线和碳离子射线照射了 4 株肉瘤细胞,获得了这些细胞株照射后的生存曲线,通过 LQ 模型计算了它们的 α 和 β 值,结果显示于表 2 - 2[6]。在 MG63(骨肉瘤细胞)、HT1080(纤维肉瘤细胞)、SW872(脂肪肉瘤细胞)和 SW1353(软骨肉瘤细胞)经过碳离子射线照射后细胞生存曲线的 α 值都显著高于 γ 射线和质子射线照射后的生存曲线 α 值,提示碳离子射线造成的致死性损伤比 γ 射线和质子射线更严重。而 MG63 细胞和 HT1080 细胞

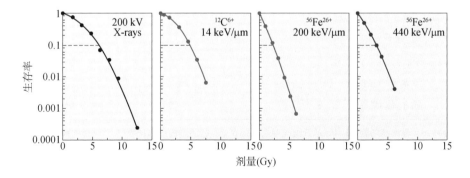

图 2 - 4　X 线和不同 LET 重离子射线照射 V79 细胞后的细胞生存曲线

注:LET 重离子射线为 14 keV/μm 碳离子、200 keV/μm 铁离子和 440 keV/μm 铁离子。

在 3 种射线照射后细胞生存曲线的 β 值变化不大。但是对于 SW872 细胞和 WS1353 细胞，碳离子射线照射后的 β 值比 γ 射线和质子射线的要小。α 值是致死性损伤的参数，β 值是非致死性损伤的参数。所以上述细胞实验表明：重离子射线照射比 γ 射线、X 线和质子射线造成了细胞更大比例的严重致死性损伤。

表 2-2　肉瘤细胞经过 γ 射线、质子和碳离子射线照射后细胞生存曲线的 α 值和 β 值

参数	放射	肉瘤细胞系			
		MG63	HT1080	SW872	SW1353
α 值	γ 射线	0.253±0.0113	0.234±0.0458	0.498±0.115	0.660±0.0448
	质子	0.448±0.0519	0.122±0.0265	0.492±0.0190	0.627±0.0231
	碳离子	0.765±0.149	0.607±0.142	1.46±0.272	1.43±0.133
P 值	γ 射线 vs 质子	<0.05	0.46	0.9	0.9
	γ 射线 vs 碳离子	<0.01	<0.05	0.12	<0.01
	质子 vs 碳离子	<0.05	<0.01	0.12	<0.01
β 值	γ 射线	0.0503± 0.00598	0.0176± 0.00480	0.0153± 0.0242	0.00831± 0.00723
	质子	0.0488± 0.00852	0.0322± 0.00303	0.0228± 0.00376	0.0157± 0.00879
	碳离子	0.0774± 0.0151	0.0165± 0.0219	−0.0165± 0.0587	−0.0606± 0.0323
P 值	γ 射线 vs 质子	0.9	0.12	0.0422	0.9
	γ 射线 vs 碳离子	0.12	0.77	0.9	<0.05
	质子 vs 碳离子	0.28	0.7	0.77	<0.05

注：MG63，骨肉瘤细胞；HT1080，纤维肉瘤细胞；SW872，脂肪肉瘤细胞；SW1353，软骨肉瘤细胞。

2.3　重离子放射后细胞的死亡形式

X 线放射后细胞的死亡形式主要有两种——细胞间期死亡和分裂死亡。细胞间期死亡就是细胞在照射后不经过分裂就直接死亡，以凋亡或坏死等形式死亡。分裂死亡就是细胞经照射后，虽然 DNA 受到损伤，但是损伤没有严重到直接死亡，细胞仍然生存，当它们进入分裂周期时，由于 DNA 的损伤造成 DNA 不能复制、分裂失败而导致细胞死亡，也称流产分裂。在低 LET 射线照射后，只有少数对放射非常敏感的细胞以细胞间期死亡的形式死亡，如淋巴细胞。绝大多数的细胞死亡主要是以细胞分裂死亡的形式。而高 LET 射线照射后，更多的细胞以细胞间期死亡的形式死亡。碳离子照射后，细胞最终的结局是凋亡、分裂死亡、自噬、衰老失去增殖能力、免疫死亡和坏死。碳离子放射后细胞的死亡形式明显不同于 X 线和质子等低 LET 射线[7]。

2.4　重离子放射后肿瘤发生的变化

在传统的 X 线放射生物学领域，肿瘤放射后的生物学变化常用"4R"来描写，即"修复（repair）""再充氧（re-oxygenation）""细胞周期再分布（re-distribution）"和"再增殖（repopulation）"。下文将阐述重离子放射后的"4R"情况如何，与 X 线放疗后的"4R"有什么不同。

(1) 放射后的修复

高 LET 的重离子射线照射后，DNA 的损伤主要由直接效应引起，产生了 DNA 的损伤，包括单链断裂、双链断裂和碱基损坏，这些损伤能被部分修复。DNA 单链断裂是可以修复的，细胞可借助于 DNA 的另一条链修复损伤，包括亚致死性放射损伤修复（sublethal damage repair，SLDR）和潜在性放射损伤修复（potential lethal damage repair，PLDR）。DNA 双链断裂也可通过非同源断端重接(non-homologous end joining，NHEJ)和同源重组(homologous recombination，HR)途径修复损伤，但修复的程度远低于对SLD和PD损伤的修复。重离子放射损伤后能够发生修复的证据来自细胞和动物实验。

1) 细胞实验的证据表明重离子放射后细胞有修复的现象:碳离子放射后的细胞生存曲线如图2-5所示[8]，这是CHO细胞在X线放射和不同能量碳离子射线放射后的细胞生存曲线。X线放射后细胞生存曲线的起始部分是弯曲的，存在一个"肩区"，这意味着细胞在放射损伤后存在修复，通过亚致死放射损伤或潜在性放射损伤来修复。当每个细胞的关键靶被击中 $n-1$ 次后，以后每击中一次就导致细胞死亡，以至于细胞生存曲线的后半部分呈直线。而能量为 266.4 MeV/u 的碳离子射线(LET 13.7 keV/μm)照射后，细胞生存曲线的"肩区"更小，生存曲线的斜率更大，提示细胞的修复情况减少，更多的细胞直接死亡，或者细胞受伤后修复的能力下降，导致更多细胞死亡。在能量为 11 MeV/u 的碳离子射线(LET 153 keV/μm)照射后，细胞生存曲线的"肩区"消失，曲线的斜率更大，提示放射损伤的修复更少，损伤更严重。但是在能量为 2.4 MeV/u 的碳离子射线(LET 482.7 keV/μm)照射后，细胞生存曲线的斜率反而变小，这是因为使用了高剂量的照射使得细胞被过度杀灭。总之，碳离子射线照射后的CHO细胞生存曲线起始部分的"肩区"减小，但是并没有完全消失，表明碳离子射线照射后，仍然存在不同程度的放射损伤修复。另外，从细胞生存曲线的β值也可以看出重离子放疗后仍然存在放射后损伤的修复(表2-2)，重离子射线照射后细胞生存曲线的β值变小，但依然存在，提示仍然存在放射损伤的修复。

2) 动物实验证明碳离子照射后存在放射损伤的修复[9]:德国的国家癌症中心(Deutsches Krebsforschungszentrum，DKFZ)进行了动物实验，专门研究重离子放射后的修复情况。他们选择了 H、H_1 和 AT_1 三种前列腺癌，用碳离子1次、2次或6次照射，观察的终点是肿瘤控制率，以产生50%的肿瘤控制率所需要的剂量为观察终点(TCD_{50})。同时用 X 线放射，使用同样的照射分割方法作为对照。图2-6显示的是肿瘤经过 X 线或碳离子照射后的肿瘤控制率，图中的 b、d 和 f 是由 X 线每天照射 1 次,总共照射 1 次、照射 2 次和照射 6 次后的肿瘤控制曲线,随着照射次数增加,TCD_{50} 逐步增加。因为在每次照射间隔的 24 小时中,肿瘤发生了放射损伤的修复,照射的次数越多,修复损伤的机会越多,导致需要用更高的总剂量才能达到 50% 的肿瘤控制率。肿瘤在治疗的 2～6 天中发生再增殖的可能性不大,所以 TCD_{50} 的增加主要是由于放射损伤的修复,包括 SLDR 和 PLDR 的修复,因为这些修复在 24 小时内可以完成。图中的 a、c 和 e 是由碳离子射线每天照射 1 次,照射 1 次、照射 2 次和照射 6 次后的肿瘤控制曲线,碳离子放射后的 TCD_{50},随着照射次数从 1 次、2 次到 6 次,TCD_{50} 也增加了,但是增加的幅度没有 X 线放射后增加的幅度大,然而,TCD_{50} 确实增加了。这个现象表明,在 2 次照射的间隔 24 小时中受损伤的肿瘤有了不同程度的修复,导致消灭肿瘤所需的碳离子照射总剂量增加。然而比较 X 线照射和碳离子照射后 TCD_{50} 的增加幅度发现,碳离子照射后 TCD_{50} 的增加幅度比较小,提示碳离子照射后细胞放射损伤的修复程度比 X 线放射后更小,但是说明碳离子放射损伤的修复的确存在。

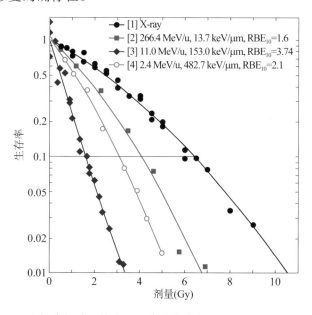

图 2-5　CHO 细胞经过 X 线和不同能量的碳离子射线照射后的生存曲线[8]

注:黑色曲线,X 线照射;红色曲线,266.4 MeV/u(LET 13.7 keV/μm)碳离子射线照射;蓝色曲线,
　　11 MeV/u(LET 153 keV/μm)碳离子射线照射;绿色曲线,2.4 MeV/u(LET 482.7 keV/μm)碳离子射线照射。

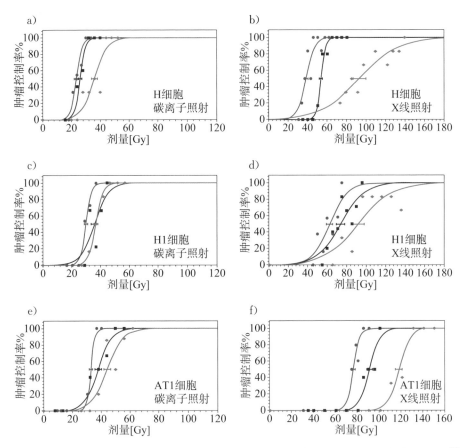

图2-6 H、H1 和 AT1 前列腺癌移植到动物体内后经过 X 线和碳离子射线照射后的肿瘤控制率[9]

注:X 轴,放射剂量;Y 轴,肿瘤控制率(%)。红色曲线,1 次照射;蓝色曲线,2 次照射;绿色曲线,6 次照射。

3) 碳离子放疗后 DNA 双链断裂的修复动力学:这方面的研究不多,有一个细胞水平的研究,细胞受碳离子照射后,发生 DNA 损伤,用荧光染色的方法染色 DNA 损伤和修复的标记 γH2AX,在 70 MeV/u 碳离子射线照射 G_1 细胞后,在照射后的 0.5 小时、8 小时、24 小时、48 小时、72 小时和 96 小时来染色 γH2AX,同时用 X 线照射后的损伤作为比较。观察的指标是标记了 γH2AX 的细胞占全部细胞的比例。图 2-7 显示了研究结果,从图中可以看到在 X 线照射后 24 小时,已经没有细胞被标记,提示修复已经结束,然而碳离子照射后 24 小时,仍有接近 20% 的细胞显示有 γH2AX,提示这时仍有细胞在修复,直到放射后 96 小时,仍有 5% 左右的细胞在修复。所以在碳

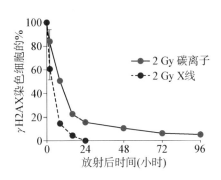

图 2-7 G₁ 细胞照射后不同时间 γH2AX 的标记情况

注:蓝色的点是 X 线照射后的细胞被标记上 DNA 修复蛋白细胞的比例;红色的点是碳离子照射后的细胞被标记上 DNA 修复蛋白细胞的比例。

离子照射分割中,目前临床使用的是每天照 1 次,间隔 24 小时,每周照射 4~5 次。必须认识到,在间隔的 24 小时中,碳离子的放射损伤并没有被完全修复。

另一个细胞的研究来自 Averbeck[10],他们研究了 AG1522 纤维母细胞在碳离子照射后的损伤修复动力学,也使用了 DNA 损伤和修复的标志物 γH2AX 的检测,把细胞放在碳离子射线的 Bragg 峰和 Bragg 峰浅面的剂量坪区进行检测。同时也用 X 线照射作为比较。检测结果显示在图 2-8。图 2-8A 显示:碳离子坪区剂量 0.6 Gy 和 X 线 0.6 Gy 照射的修复在 12 小时基本结束,在 X 线照射 12 小时后已经没有进一步的修复发生,碳离子的坪区剂量照射 12 小时后仍然有少许修复发生。但是在碳离子 Bragg 区的 0.6 Gy 在照射 12 小时后仍然有超过 30% 的损伤存在,随着时间推移,在放射后 30 小时,仍然有 DNA 的修复发生;在到达放射后 30 小时的时候,还有 20% 的损伤存在。这个研究表明,碳离子射线 Bragg 峰浅面坪区射线的能量高,但 LET 低,射线的生物效应与 X 线相似,放射损伤在放射后 12 小时内基本完成。在碳离子 Bragg 峰更高剂量的 2 Gy 和坪区 2 Gy 照射的实验结果显示图 2-8(B):在 2 Gy 的碳离子坪区剂量照射后,在放射后的 12~20 小时里,修复甚微,但是 2 Gy 碳离子 Bragg 峰剂量照射后,在放射后的 20~80 小时里,修复仍在进行,而修复的速度很慢。上述研究表明:碳离子射线坪区剂量照射后,损伤修复在放射后 12 小时基本修复,这与 X 线照射后的修复基本相同；在 Bragg 峰区碳离子的剂量照射后，细胞修复持续发生，直到放射后 30 小时。从临床碳离子放疗的角度考虑，肿瘤周围的正常组织受到碳离子射线坪区剂量的照射，放射损伤在放射后 12 小时内基本修复，所以使用每天照射 1 次、间隔 24 小时，对保护正常组织、减少放射损伤有利。对肿瘤而言，肿瘤受到碳离子射线的 SOBP 剂量照射，SOBP 包含了 1 个 Bragg 峰区剂量和若干个坪区剂量。在间隔 24 小时内，肿瘤也会发生修复，因此使用大分割剂量，减少分割照射的次数能减少肿瘤修复的机会，有利于肿瘤的杀灭。

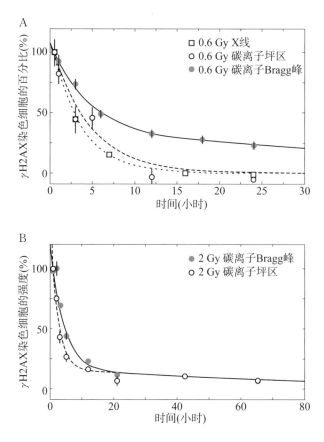

图 2-8　人 AG1522 纤维母细胞在碳离子照射后 DNA 损伤修复动力学[10]

注：A 图显示检测到的 DNA 双链断裂的标记 γH2AX 的染色点；空心方块，X 线照射 0.6 Gy；空心圆圈，碳离子 Bragg 峰浅面坪区剂量照射 0.6 Gy；实心圆圈，碳离子 Bragg 峰区剂量照射 0.6 Gy。B 图显示检测到的 DNA 修复蛋白 γH2AX 的强度；实心圆圈，碳离子射线 Bragg 峰射线照射 2 Gy；空心圆圈，碳离子射线 SOBP 峰浅面坪区照射 2 Gy。

(2) 放射后的再充氧

X 线放疗需要有氧存在,这样才能产生更多的自由基,导致放射损伤。在乏氧和无氧条件下,放射损伤明显下降,目前常用氧增强比(oxygen enhancement ratio,OER)来描写乏氧细胞抵抗放射的程度。细胞动物水平的实验研究表明 X 线的 OER 在 2~3,即杀伤乏氧细胞所需的放射剂量是杀伤富氧细胞的 2~3 倍。而碳离子放射产生细胞损伤主要机制是 DNA 的双链断裂,并不依赖于氧的存在,所以杀灭乏氧细胞的能力更强。图 2 - 9 是德国 GSI Tinganelli 和 Ma 等[11,12]的细胞实验研究结果。使用 RAT - 1 前列腺癌细胞和 CHO - KI 细胞的生存实验结果。在 X 线放射时,与富氧细胞相比,乏氧细胞、无氧细胞的放射抵抗性明显增加,细胞生存曲线的"肩区"增大、斜率变小,OER 在乏氧 RAT - 1 细胞是 2.32,在 CHO - K1 细胞是 2.31。而在碳离子放射时,富氧细胞和乏氧或无氧细胞的放射敏感性都明显提高,OER 下降到 1.77 和 1.31,提示乏氧细胞的抵抗性有部分被克服。随着碳离子杀伤乏氧细胞效应的提高,RBE 也相应地提高(表 2 - 3)。Tinganelli 的 CHO - K1 实验进一步显示:重离子射线的 LET 越大,OER 越小,提示克服乏氧细胞放射抵抗的能力更强。100 keV/μm 和 150 keV/μm 的碳离子射线的 OER 分别是 1.98 和 1.31,160 keV/μm 的钠离子射线是 1.32,140 keV/μm 的氧离子射线是 1.40。

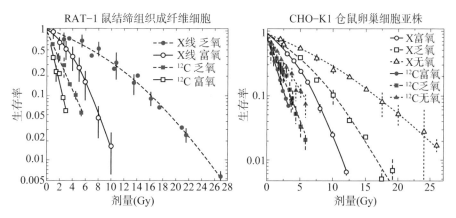

图 2 - 9　RAT - 1 前列腺癌细胞和 CHO - K1 细胞在富氧或乏氧条件下经过 X 线或碳离子射线照射后的细胞生存曲线[11,12]

表 2-3　CHO-K1 细胞碳离子放射后的 RBE 和 OER 的变化

RBE*	有氧	急性无氧	慢性无氧	急性乏氧	慢性乏氧
50%	3.58±0.49	3.53±0.29	4.06±0.77	—	3.71±0.53
10%	2.62±0.19	2.91±0.17	3.07±0.35	3.0±0.1	2.92±0.26
5%	2.07±0.17	2.45±0.15	2.46±0.28	—	2.39±0.20
OER	有氧	急性无氧	慢性无氧	急性乏氧	慢性乏氧
—	—	2.09±0.19	1.68±0.18	1.29±0.07	1.31±0.12

* RBE 的生物效应观察终点:细胞生存率。

(3) 细胞周期再分布

X 线照射后,在细胞分裂周期中,处于不同周期时相细胞的放射敏感性是不同的:G_2/M 期细胞的放射敏感性最高,G_1 期细胞尚敏感,S 期细胞和 G_0 细胞(休止期细胞和已经成熟的分化细胞)是抗拒 X 线的。在分割照射中,随着照射次数的增加,敏感的 G_2/M 期细胞被首先杀灭,而抗拒 X 线的 S 期和 G_0 细胞的比例增大。这导致放疗后肿瘤中细胞各周期时相的比例变化,即敏感的 G_2/M 期细胞比例下降,而抗拒放射的 S、G_1、G_0 细胞的比例增大。因此就整体而言,随着分割放疗的进行,肿瘤的放射抵抗性在增加。碳离子放射后的情况不同于 X 线放射后。细胞实验显示,细胞周期中各时相细胞对碳离子射线的放射敏感性差异减少,如图 2-10 所示,在碳离子(高 LET 射线)放射后,S 期细胞和 G_0 细胞生存率的下降与其他时相细胞的生存率接近,提示 S 期细胞和 G_0 细胞的放射敏感性提高,接近 G_2/M 期细胞。所以与 X 线放射相比,碳离子放疗在放疗过程中肿瘤出现放射敏感性降低的现象减少。另外,细胞实验显示,碳离子射线的 LET 越大,杀灭抗放射的 G_0 和 G_1 细胞的能力越强,但是到达 LET>100 keV/μm 时,并不继续提高对 G_0 和 G_1 细胞的杀伤。总体而言,在碳离子分割放射中,细胞周期各时相细胞的比例变化不大。

(4) 放射后的再增殖

在 X 线放射肿瘤后,在放疗疗程中会发生肿瘤细胞的再增殖,甚至是加

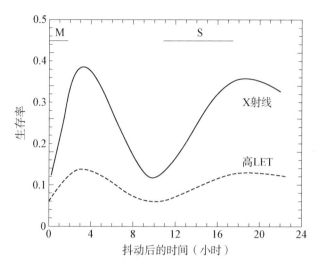

图 2－10　细胞周期各时相细胞对 X 线和高 LET 射线的放射敏感性[13]

速再增殖。再增殖发生的原因是放射杀灭了部分肿瘤,肿瘤的体积缩小,使肿瘤的血液供应改善,同时死亡的肿瘤细胞分泌促使残留肿瘤生长的生长因子,使残留肿瘤的再增殖更迅速。肿瘤增殖主要是肿瘤干细胞的增殖,而肿瘤干细胞具有某种放射抵抗性。细胞和动物实验显示,碳离子比 X 线有更强的杀灭肿瘤干细胞的能力。所以碳离子照射后,肿瘤的再增殖能力显著低于 X 线照射后。这方面的证据主要包括日本 NIRS/QST 的 Cui 发表的多个实验研究结果。

1) 肠癌干细胞的研究:结肠癌细胞 HTC116 和 SW480 两株细胞中 CD 131(＋)、CD44/ESA(＋),表明这两株细胞具有干细胞的特征。他们先进行了细胞水平的研究。图 2－11 是碳离子放射后的细胞生存曲线。从细胞生存曲线的"肩区"和斜率比较可以看出,碳离子射线杀灭这两株细胞的效率更高,RBE 在 2 左右。然后他们又进行了动物实验。把 HCT116 肿瘤细胞种植于小鼠,成瘤后用 X 线 30 Gy 和碳离子射线 15 Gy、30 Gy 照射肿瘤,然后观察肿瘤的生长曲线,实验结果见图 2－12。肿瘤在照射以后生长延迟,在碳离子照射后,肿瘤的生长延迟明显长于 X 线照射后。30 Gy X 线照射后肿瘤生长延迟时间是 28 天,15 Gy 碳离子照射后肿瘤生长延迟时间为 76 天。30 Gy 碳离子照射后肿瘤体积持续缩小,没有发生肿瘤再生长现象。这个结果表明碳离子照射明显抑制了这株结肠癌干细胞的生长,RBE 约为 3,即碳离子抑制肿瘤生长的能力是 X 线的 3 倍。最后他们把经过 X 线照射和碳离子照射后的肿瘤切除下来，对这些残留肿瘤使用免疫组化、蛋白印迹、荧光激活细胞分类技术标记干细胞的 CD133 - ESA 和 CD 44。结果发现，经 X 线照射后，残留肿瘤中干细胞的比例下降，但经碳离子照射后下降更明显；用低剂量碳离子照射使干细胞下降的比例和高剂量 X 线照射导致的干细胞下降比例相似（图 2 - 13）。这个结果表明，碳离子射线杀灭肿瘤干细胞的作用比较强，所以在残留肿瘤中干细胞所占的比例较小。他们又在其他 4 株肠癌干细胞（SW480 - CD133、SW480 - CD44/ESA、SW480 - CD133、SW480 - CD44/ESA）中进行了同样的研究，再次证实了，碳离子射线比 X 线有更强的杀灭肿瘤干细胞的能力。肿瘤在碳离子放射后，再增殖的能力下降。

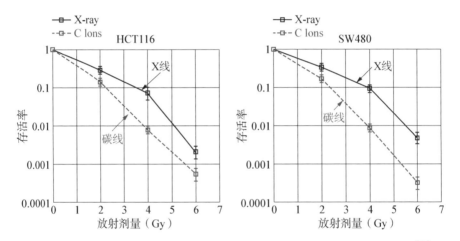

图 2‑11　结肠癌干细胞 HCT116 和 SW480 在碳离子放射后的细胞生存曲线[14]

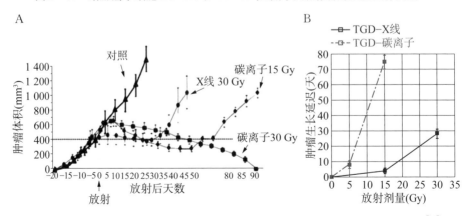

图 2‑12　结肠癌干细胞 HCT 116 的肿瘤体积生长曲线(A)和肿瘤生长延迟(B)[14]

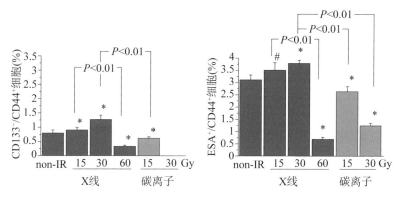

图 2-13 结肠癌 HCT116 肿瘤经过 X 线照射后切除残留肿瘤干细胞标记结果[14]

注:肿瘤经过 X 线 15 Gy、30 Gy 和 60 Gy 照射,或碳离子 15 Gy、30 Gy 照射后,残留肿瘤进行肿瘤干细胞(CD133+/CD44+;ESA+)标记的结果。

\# $P < 0.05$;* $P < 0.01$。

2) 胰腺癌干细胞:Oonishi 等[15]又对胰腺癌干细胞进行了实验研究,使用了胰腺癌 MIA PaCa 和 BxPc-3 干细胞样细胞,用 X 线或碳离子射线照射,以细胞生存率 10% 为观察终点,碳离子杀灭胰腺癌干细胞的能力强于 X 线,为 X 线的 2.0~2.19 倍。

在 X 线放疗后,肿瘤干细胞对 X 线有某种程度的抵抗,所以反复多次的分割放射后,残留肿瘤中的干细胞比例明显提高。而碳离子放疗后,由于碳离子射线对肿瘤干细胞的杀伤效应比 X 线更强,残留肿瘤中干细胞的比例下降。碳离子射线杀灭肿瘤干细胞的能力提高,使得肿瘤在放疗过程中的再增殖能力下降。

(5) 碳离子射线放射后肿瘤"4R"的小结

综上所述,与 X 线放射后传统的放射生物学的"4R"相比,碳离子放射后的"4R"明显不同于 X 线放射后。它们的差别小结如表 2-4 所示。简言之,碳离子放射后肿瘤细胞修复的能力明显下降,乏氧肿瘤细胞的放射抵抗性降低,细胞周期发生再分布的现象减少,残留肿瘤的再增殖能力下降。总体而言,碳离子杀灭肿瘤的效应比 X 线放射提高。

表 2-4　X 线放疗中传统放射生物学"4R"和碳离子放射后差别的比较

放射损伤后细胞的变化	X 线和质子		碳离子
修复 (Repair)	＋＋＋;明显存在	放射损伤修复多	＋;存在	放射损伤修复比例低
再充氧 (Reoxygenation)	＋＋＋;非常必要	乏氧肿瘤抗拒放射	＋;存在,杀灭乏氧肿瘤较少依赖氧	乏氧肿瘤的抗性减少
细胞周期再分布 (Redistribution)	＋＋＋;明显存在 S 和 G_0 期细胞抗放射	需要肿瘤增殖使 S 和 G_0 细胞进入放射敏感的 G_2/M 期	S 期和 G_0 细胞的抵抗性消失	杀伤 X 线抗拒的细胞时相效应提高
再增殖 (Repopulation)	＋＋＋;明显存在(更多的干细胞残留)	肿瘤再生长加速	＋;杀灭干细胞能力提高,更少比例干细胞残留	肿瘤的再增生明显减少

───────── 参考文献 ─────────

[1] TSUJII H, KAMADA T, SHIRAI T, et al. Carbon-ion radiotherapy[M]. Springer Japan, 2014: 26.

[2] TSUJII H, KAMADA T, SHIRAI T, et al. Carbon-ion radiotherapy [M]. Springer Japan, 2014: 27.

[3] HIRAYAMA R. Role of heavy ion induced free radicals[C]// International training course on carbon-ion radiotherapy. National Institute for Quantum Science and Technology, Japan, 2021.

[4] HIRAYAMA R, ITO A, TOMITA M, et al. Contributions of direct and indirect actions in cell killing by high-LET radiations[J]. Radiat Res, 2009, 171(2): 212-218.

[5] TSUJII H, KAMADA T, SHIRAI T, et al. Carbon-ion radiotherapy[M]. Tokyo: Springer Japan, 2014: 31.

[6] YAGI M, TAKAHASHI Y, MINAMI K, et al. A consistent protocol reveals a large heterogeneity in the biological effectiveness of proton and carbon-ion beams for various sarcoma and normal-tissue-derived cell lines[J]. Cancers, 2022, 14: 2009.

[7] SAI S, KOTO M, YAMADA S, et al. Basic and translational research on carbon-ion radiobiology[J]. Am J Cancer Res, 2023, 13(1): 1-24.

［8］ KRAFT G. Tumor therapy with heavy ions. Physical and biological basis, technical realization at GSI, and clinical results［R］. Verein zur Förderung der Tumortherapie mit schweren Ionen, 2007: 23.

［9］ GLOWA C, PESCHKE P, BRONS S, et al. Effectiveness of fractionated carbon-ion treatments in three rat prostate tumors differing in growth rate, differentiation and hypoxia［J］. Radiother Oncol, 2021, 158: 131－137.

［10］ AVERBECK N B, TOPSCH J, SCHOLZ M, et al. Efficient rejoining of DNA double-strand breaks despite increased cell-killing effectiveness following spread-out Bragg peak carbon-ion irradiation［J］. Front Oncol, 2016, 6: 28.

［11］ TINGANELLI M, MA N, VON NEUBECK C, et al. Influence of acute hypoxia and radiation quality on cell survival［J］. J Radiat Res, 2013, 54: i23－i30.

［12］ MA N, TINGANELLI W, MAIER A, et al. Influence of chronic hypoxia and radiation quality on cell survival［J］. J Radiat Res, 2013, 54: i13－i22.

［13］ TSUJII H, KAMADA T, SHIRAI T, et al. Carbon-ion radiotherapy［M］. Tokyo: Springer Japan, 2014: 33.

［14］ CUI X, OONISHI K, TSUJII H, et al. Effects of carbon ion beam on putative colon cancer stem cells and its comparison with X-rays［J］. Cancer Res, 2011, 71: 3676－3687.

［15］ OONISHI K, CUI X, HIRAKAWA H, et al. Different effects of carbon ion beams and X-rays on clonogenic survival and DNA repair in human pancreatic cancer stem-like cells［J］. Radiother Oncol, 2012, 105(2): 258－265.

第 **3** 章

碳离子放射比 X 线放射具有更强的 肿瘤杀伤效应

重离子射线的 Bragg 峰区射线的 LET 比较高,如第 2 章所述,高 LET 射线主要产生 DNA 双链断裂,因此与 X 线相同的放射物理(吸收)剂量碳离子射线可产生更强的细胞杀灭效应。细胞生存曲线显示细胞生存曲线的"肩区"变窄,或者消失,曲线的斜率变大(D_0 减小)。重粒子 Bragg 峰区的 RBE 为 2~4。除此之外,重离子射线对抗拒 X 线放射的肿瘤具有更强的肿瘤杀伤效应。本章主要讨论与碳离子射线有关的内容。

 3.1 碳离子射线对固有抗 X 线放射的肿瘤有更强大的杀伤效应

碳离子射线对固有抗 X 线放射的肿瘤有更强大的杀伤效应,该结论主要来自细胞和动物的实验。临床碳离子放疗抗拒 X 线放射的黑色素瘤、软组织肉瘤的结果也印证了上述结论。但是到目前还没有前瞻性临床 3 期随机对照试验来证明对于这些抗拒 X 线放射的肿瘤,碳离子放疗比 X 线有更好的疗效。

1)黑色素瘤:该肿瘤对 X 线放射的抵抗性很强,因为它们具有强大的放射损伤修复能力。但在碳离子照射后其被有效杀灭,如 B_{16} 小鼠黑色素瘤,经 X 线 2 Gy 照射后细胞生存率为 81%,而经碳离子 2 Gy(RBE)照射后细胞生存率为 15%。

2)软组织肉瘤:软组织肉瘤是抗 X 线放射的肿瘤。日本 Ogata 进行了细胞实验[1],使用了 HT1080 纤维肉瘤和 LM8 骨肉瘤两种细胞进行实验,结果如图 3-1 所示。从图中可以看到两株肿瘤细胞在碳离子放射后细胞生存曲线明显不同于 X 线放射后的细胞生存曲线。X 线照射后的细胞生存曲线存在"肩区",同时斜率小。碳离子射线照射后生存曲线起始部分的"肩区"缩小或消失,生存曲线的斜率更大。相比 X 线照射,碳离子照射的 RBE>2,表明碳离子射线照射后这两株细胞的放射敏感性提高。

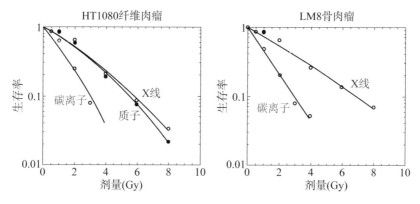

图 3-1　HT1080 纤维肉瘤和 LM8 骨肉瘤经过 X 线和碳离子射线照射后的细胞生存曲线

3) 宫颈上皮癌细胞:Arians[2] 使用了 4 株宫颈上皮癌细胞——C33a、Caski、S12 和 W12,除了 C33a 对 X 线放射敏感外,其他 3 株肿瘤细胞都是 X 线放射抵抗的。他们使用了 X 线和碳离子射线照射,实验的结果如图 3-2 所示。在对 X 线放射敏感的 C33a 细胞上,碳离子射线的杀伤能力比 X 线略有提高,RBE 是 1.3。在其他 3 株对 X 线放射抵抗的肿瘤细胞上,碳离子射线的杀伤效应明显提高,与 X 线相比,RBE 为 2.6~4.3。进一步的研究表明:碳离子放射线生物学效应更强的原因是碳离子射线产生了更多的 G_2/M 期细胞阻滞并增加了抗癌基因 $p53$ 和 Rb 的表达。

4) $p53$ 基因突变的肿瘤:Takahashi 等用 4 株非小细胞肺癌细胞[3]——H1299、H1299/neo、H1229/m$p53$ 和 H1299/wt$p53$,它们分别是 $p53$ 阴性、$p53$ 空壳对照、$p53$ 突变型和 $p53$ 野生型细胞,这 4 株细胞都是抗 X 线放射的,特别是 $p53$ 突变型。使用 X 线照射或重离子照射 (13 keV/μm 碳离子、35 keV/μm 氖离子、55 keV/μm 硅离子、85 keV/μm 氩离子、200 keV/μm 铁离子),然后制作细胞生存曲线,以细胞 30% 生存率为观察终点,计算重离子的 RBE。或者用放射诱导的细胞凋亡和剂量效应曲线的斜率作为生物效应观察的终点来计算 RBE。实验的结果如表

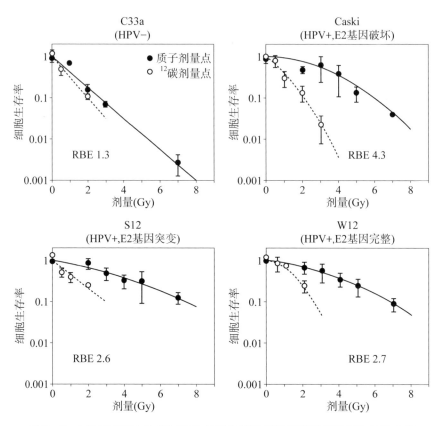

图3-2　4株子宫颈上皮癌细胞在X线和碳离子射线照射后的细胞生存曲线

3-1所示,显示了这4株细胞的放射抵抗性均减小。同时也可以看到,随着重离子射线的 LET 增大,RBE 也随着增大,提示重离子的 LET 越大,放射生物效应越强。进一步的机理研究表明,重离子射线照射后抑制了放射诱导的 akt-mTOR 增殖通道激活,进而诱导了 Caspase 9 和 3,使更多的细胞进入细胞凋亡。

表3-1　非小细胞肺癌细胞株经过X线或不同 LET 重离子射线照射后的 RBE

RBE 的观察终点	RBE 细胞杀伤[a]					RBE 细胞凋亡[b]（铁离子）
	碳离子	氖离子	硅离子	氩离子	铁离子	
射线 LET(keV/μm)	13	35	55	85	200	200
H1299	1.34	1.76	2.26	2.87	3.44	5.53
H1299/neo	1.39	1.63	2.18	2.74	3.40	—

（续表）

RBE 的观察终点	RBE 细胞杀伤[a]					RBE 细胞凋亡[b]（铁离子）
	碳离子	氖离子	硅离子	氩离子	铁离子	
H1299/m*p53*	1.38	1.73	2.18	2.77	3.46	—
H1299/wt*p53*	1.08	1.37	1.63	1.79	2.17	2.14

注：H1299，*p53* 阴性；H1299/neo，*p53* 空壳对照；H1299/m*p53*，*p53* 突变型；H1299/wt*p53*，*p53* 野生型。
[a]以产生 30% 的细胞生存率作为生物效应的观察终点。
[b]以放射诱导的细胞凋亡和剂量效应曲线的斜率作为生物效应观察的终点。

3.2　碳离子可提高抗化疗和抗放疗肿瘤的杀伤效应

GSI 有一项实验研究[4]，有两株来自患者的抗拒化疗的肿瘤细胞——神经母细胞瘤（LAN‑1）和胶质母细胞瘤（79HF6），经过体外培养后进行克隆形成实验，用 X 线或者重离子射线进行照射，包括 LET 为 100 keV/μm 的碳离子、LET 为 168 keV/μm 的碳离子和 LET 为 174 keV/μm 的镍离子。实验结果如图 3‑3、3‑4 所示。从图中可以看出，经过重离子照射后细胞生存

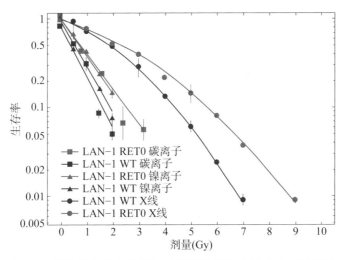

图 3‑3　神经母细胞瘤（LAN‑1）经过 X 线和 100 keV/μm 碳离子、174 keV/μm 镍离子照射后的细胞生存曲线

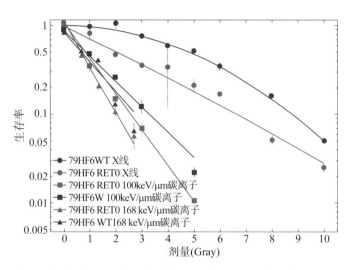

图 3-4　胶质母细胞瘤（79HF6）经过 X 线、100 keV/μm、168 keV/μm 的碳离子照射后的细胞生存曲线

曲线的"肩区"消失、曲线的斜率变大，提示细胞的放射敏感性高。与 X 线的生物效应作比较，重离子射线的 RBE 提高到 2.28～3.4（表 3-2）。

表 3-2　神经母细胞瘤（LAN-1）、胶质母细胞瘤（79HF6）经过 X 线和重离子射线照射后的 RBE

细胞系	100 keV/μm 碳离子	100 keV/μm 碳离子	168 keV/μm 碳离子	174 keV/μm 镍离子
LAN-1WT	2.60±0.20	—	—	2.30±0.20
LAN-1RETO	2.28±0.09	—	—	2.42±0.04
79HF6WT	—	2.50±0.10	2.90±0.20	—
79HF6RETO	—	2.70±0.50	3.40±0.20	—

　　GSI 还进行了另外一项细胞实验[5]，他们先培养抗化疗的细胞株：用化疗药物依托伯苷（VP16）反复处理神经母细胞瘤 LAN-1 WT 和 LAN-1 RETO 细胞 6 次，残存的细胞即为抗化疗的细胞。对这些细胞使用碳离子照射，细胞的生存曲线如图 3-5 所示，碳离子照射后细胞的放射敏感性提高。上述 2 株细胞的 RBE 为 2.6 和 2.3，提示对于化疗抵抗的肿瘤，碳离子射线明显有更强的杀灭效应。

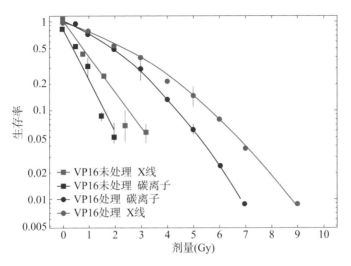

图 3‑5　抗化疗 VP16 的神经母细胞瘤（LAN‑1）经过 X 线或
碳离子射线照射后的细胞生存曲线

　　GSI 还进行了抗放射肿瘤细胞实验，他们先培养抗 X 线的肿瘤细胞，对神经母细胞瘤 U87 先进行 2.5 Gy 照射，培养生存下来的细胞，然后再次照射 2.5 Gy 后，再培养生存下来的细胞，共重复 7 次，制成一株抗放射的细胞株。然后使用碳离子和钛离子照射，重离子杀灭肿瘤效应提高，碳离子的 RBE 是 1.5，钛离子的 RBE 是 3.8，提示它们的放射抵抗性被不同程度克服（图 3‑6）。

　　在经 X 线放射后生存下来的细胞或化疗后残存的细胞，对进一步的 X 线放疗都是抵抗的，但 GSI 的实验研究表明：碳离子放疗能部分逆转这些肿瘤的放疗抵抗性。虽然还没有临床报告证实，但是这些研究显示了对 X 线和化疗药物抵抗的肿瘤，用重离子放疗可能降低它们对治疗的抵抗性，给临床应用碳离子放射治疗 X 线放疗后复发的肿瘤提供了依据。

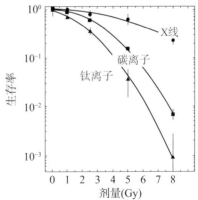

图 3‑6　抗放射的神经母细胞瘤（U 87）经过 X 线或碳离子射线照射后的细胞生存曲线

3.3 重离子放射可降低肿瘤细胞浸润和转移的能力

实验研究显示,重离子照射肿瘤后肿瘤细胞的浸润、迁移能力下降,从而有减少远处转移的可能性。

1) 日本 NIRS 的 Ogata[1]进行了动物实验。其团队使用 HT1080 高侵袭性纤维肉瘤,先在小鼠下肢皮下种植肿瘤,在成瘤后,用 X 线和碳离子照射肿瘤。照射的剂量:X 线为 0 Gy、2 Gy 和 10 Gy;碳离子为 0 Gy、1 Gy 和 5 Gy。肿瘤在照射后体积增长减缓,但碳离子照射后的生长抑制比 X 线照射后更明显(图 3 - 7 A、B)。然后切除残留肿瘤,制成细胞悬液,对另一组小鼠进行皮下种植后,观察它们的肺转移发生率。对于没有接受任何放射的肿瘤,移植后 100% 的小鼠发生了肺转移;对于 X 线 2 Gy 和 10 Gy 照射后的肿瘤再种植的小鼠,有 90% 左右发生了肺转移;对于碳离子 1 Gy 和 5 Gy 照射后的肿瘤再种植的小鼠,有 60%~80% 发生了肺转移(图 3 - 7 C、D)。另外一个实验中,把照射后残留肿瘤制成细胞悬液,对另外一组小鼠进行尾静脉注射,观察肺转移的情况(图 3 - 7 E、F)。没有经过照射和经过 2 Gy X 线照射的肿瘤细胞注射尾静脉后,100% 的小鼠发生了肺转移;而经 X 线 10 Gy 照射后细胞注射的小鼠,40% 发生了肺转移。碳离子 1 Gy 和 5 Gy 照射后的肿瘤细胞悬液注射尾静脉后,80% 和 40% 的小鼠发生了肺转移。总体而言,碳离子照射后残留肿瘤细胞悬液再种植或进行尾静脉注射后,发生肺转移的概率明显低于 X 线照射后的情况。同时必须指出,碳离子照射的剂量是 X 线的 50%。这个实验研究表明:经过碳离子照射后生存下来的肿瘤细胞发生肺转移的潜能受到明显抑制。然后 Ogata 对这个效应背后的机理做了进一步研究:①检测了与转移相关的指标——细胞黏附能力的指标,包括胶原(COL)、黏连蛋白(LM)、纤连蛋白(FN)和波连蛋白(VN)。X 线照射剂量是 0 Gy、0.5 Gy、2 Gy 和 8 Gy;碳离子照射剂量是 0 Gy、0.25 Gy、1 Gy 和 4 Gy。与照射前相比,X 线照射 48 小时后,上述指标基本相似,但碳离子照射后与照射前相比,上述指标有较明显下降。提示经碳离子照射后肿瘤细胞的黏附能力下降,所以更不容易发生远处转移。②细胞的化学趋势力检测(chemotaxis assay):碳离子照射后 HT1080 纤维肉瘤细胞的迁移能力受到抑制。③细胞的浸润能力测定:使用基质胶化学浸润能力实验(Matrigel chemoinvasion assay)测定基质金属蛋白酶 MMP‐2 的活力,MMP 能降解细胞外基质中的各种蛋白,破坏阻止肿瘤侵袭的组织屏障,有利于肿瘤向其周围浸润。测定结果表明,与 X 线比较,碳离子射线能抑制 MMP‐2 的产生,从而降低了肿瘤细胞局部的浸润能力,减少了肿瘤细胞侵入血管发生远处转移的概率。Ogata 的实验研究证实,小鼠的 HT1080 高侵袭性纤维肉瘤经过碳离子照射后,残留肿瘤细胞的黏附能力下降,浸润和迁移能力下降,这使它们发生远处转移的能力明显受到抑制,从而减少了肺转移的发生率。除此以外,机制可能还包括碳离子照射杀灭了更多的肿瘤干细胞,因为只有肿瘤干细胞具有远处转移的能力。

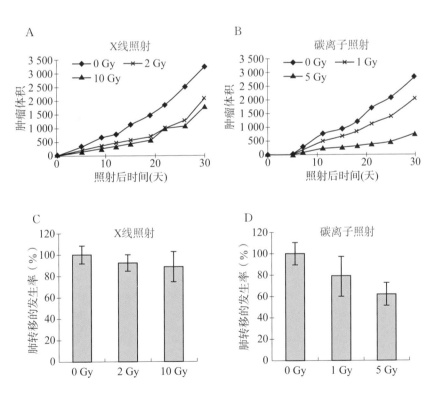

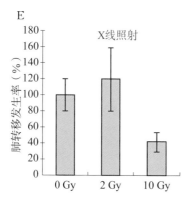
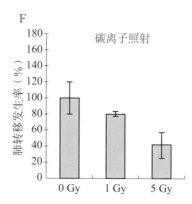

图 3-7　HT1080 纤维肉瘤经过 X 线和碳离子射线照射后肿瘤生长曲线以及残留肿瘤细胞悬液产生肺转移能力的检测

注：A、B 图为经过 X 线和碳离子射线照射后的肿瘤生长曲线；C、D 图为切除残留肿瘤制成的细胞悬液对另一组小鼠进行皮下注射后肺转移的发生率；E、F 图为切除残留肿瘤制成的细胞悬液对另一组小鼠进行尾静脉注射后肺转移的发生率。

2) 日本 NIRS 的 Akino 在 A549(肺腺癌)和 EBC-1(肺鳞癌)细胞上研究了碳离子射线对这两株肺癌细胞浸润能力的影响[6]。他们首先检测了细胞的黏附能力(胶原、纤连蛋白)，结果显示碳离子抑制了 EBC-1 细胞黏附能力，对 A549 的黏附能力没有影响。然后他们使用了 Boyden 管测试(Boyden chamber assay)。这个方法使用微化学趋化性实验来检测细胞的迁移能力，最终看有多少肿瘤细胞能通过这个 Boyden 管，以此来评价被检测肿瘤细胞的浸润能力。实验结果如图 3-8 所示。经过能量为 290 MeV/u 碳离子照射后的肿瘤细胞通过 Boyden 管的数量少于经 X 线照射后的肿瘤细胞，特别是 EBC-1 肿瘤。这提示碳离子抑制肿瘤细胞迁移的作用更强。基质胶化学浸润实验是检测细胞通过化学滤片(chemotaxicell filters)的能力，是一种检测肿瘤细胞浸润能力强弱的方法。实验结果如图 3-9 所示，经过能量为 290 MeV/u 碳离子照射后的肿瘤细胞通过化学滤片的数量显著少于经 X 线照射后的细胞，两株细胞的减少程度相似。这个实验结果提示了碳离子放射抑制肿瘤细胞浸润和迁移能力的作用比 X 线更强。动物实验显示，碳离子照射后肿瘤发生肺转移的概率减小。进一步的基因检测发现，碳离子放射抑制了 *ANLN* 基因表达，这个基因能激活 EGFR/PI3K/Akt/mTOR 增殖信号通道，从而降低肿瘤细胞的浸润和迁移能力。

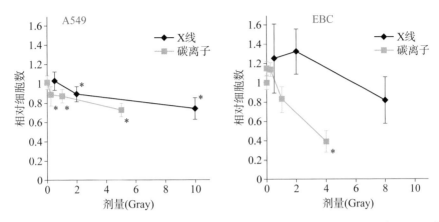

图 3‑8　A548 和 EBC‑1 两株肺癌细胞在经过 X 线和碳离子射线照射后通过 Boyden 管
试验的结果

注:X 轴表示放射的剂量;Y 轴表示相对细胞数(照射后通过的细胞数/未照射对照组的细胞数)。

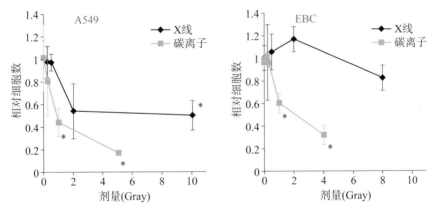

图 3‑9　A548 和 EBC‑1 两株肺癌细胞在经过 X 线和碳离子射线照射后通过化学滤片
细胞数的试验结果

注:X 轴表示放射的剂量;Y 轴表示相对细胞数(照射后通过的细胞数/未照射对照组的细胞数)。

　　3) 胰腺癌的研究由 NIRS 的 Fujita 等进行[7]。他们使用 4 株胰腺癌
细胞,包括 AsPc‑1、BxPC‑3、MiaPaCa‑2 和 PANC‑1 细胞株,进行了肿
瘤细胞迁移和浸润能力的检测,包括细胞迁移能力和细胞浸润能力。研究
的结果如图 3‑10 所示。碳离子照射降低了 AsPc‑1、BxPc‑2 和
miaPaCa‑2 的肿瘤细胞迁移和浸润能力,表现为经碳离子照射后的细胞
通过侵袭小室(transwell chamber)的数目显著少于没有接受任何照射的细

胞数目。但 PANC-1 细胞例外,碳离子照射后该细胞后通过侵袭小室的数目反而多于空白对照的细胞,提示碳离子照射后提高了 PANC-1 细胞的迁移和浸润能力(图 3-10A)。然后,他们对 PANC-1 细胞单独进行了进一步的研究,对它们进行不同碳离子剂量的照射:0.5 Gy、1 Gy、2 Gy 和 4 Gy。细胞的迁移能力与没有受到照射的细胞相比,经 0.5 Gy、1 Gy 和 2 Gy 碳离子照射后没有明显变化,但是经 4 Gy 碳离子照射后有明显减少($P<0.05$)。然而,肿瘤细胞浸润能力经碳离子 1 Gy、2 Gy 和 4 Gy 照射后却明显增强($P<0.05$),其原因可能是激活了血纤维蛋白溶酶和尿激酶。综上所述,胰腺癌细胞的实验结果并不完全一致,碳离子射线照射抑制了AsPc-1、BxPC-3、MiaPaCa-2 细胞的迁移和浸润能力,但是却增加了PANC-1 细胞的迁移和浸润能力。

A

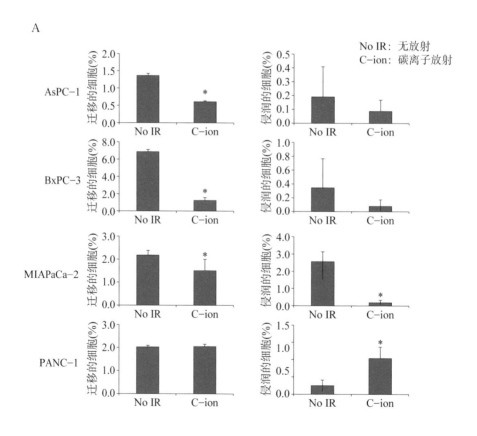

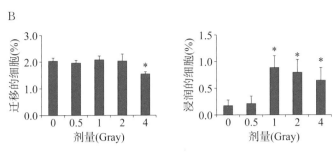

图 3－10　胰腺癌细胞经过碳离子照射后细胞浸润和迁移能力的检测结果

注：A 图为胰腺癌细胞 AsPC－1、BxPC－3、MIAPaCa－2、PANC－1 迁移和浸润能力检测结果；B 图为 PANC－1 细胞经过碳离子不同剂量照射后的迁移和浸润能力检测结果。

* 与对照组相比，$P<0.05$。

 3.4 重离子放射抑制肿瘤血管的再生

　　关于重离子对血管上皮影响的研究，早在 2003 年就被 NIRS 的 Takahashi 报道[8]。他们使用了 ECV304 和 HUVEC 两株人血管内皮细胞，用 LET $110\,keV/\mu m$ 的碳离子射线和 4 MV 的 X 线进行照射。测试结果显示：碳离子放射抑制了内皮细胞的黏附和迁移能力，能够破坏毛细血管样管状结构，降低基质金属蛋白酶-2（MMP－2）的活力，从而降低肿瘤浸润的能力，下调细胞黏附分子 $\alpha V\beta 3$ 整合素。而 X 线照射使得内皮细胞的黏附和迁移能力增强，促使毛细血管样管状结构形成。此实验研究表明经过碳离子放射后，内皮细胞的黏附和迁移能力受到抑制，破坏血管的形成。

　　兰州的中国科学院近代物理研究所的 Li 在 2023 年发表了关于碳离子射线对血管生成影响的论文[9]。他们着重研究了 CXCL10。CXCL10 是 CXC 趋化因子家族的成员之一，它抑制肿瘤血管生成并展示出抗肿瘤效应。他们建立了皮肤黑色素瘤动物模型，将 B16F10 黑色素瘤细胞注射入小鼠脚垫。将小鼠随机分为 5 组：对照组、10 Gy X 线组、20 Gy X 线组、5 Gy 碳离子组、10 Gy 碳离子组。照射 30 天后观察肺转移的发生。结果发现，碳离子 10 Gy 照射肿瘤的小鼠肺转移的发生明显少于 20 Gy X 线照射后的小鼠。观察照射后的肿瘤，碳离子照射后的肿瘤显示出肿瘤血管生成明显减少、肿瘤坏死增加。此外,在体外实验中发现,碳离子放射显著降低了 B16F10 细胞中血管上皮生长因子(VEGF)的表达水平,而 *CXCL10* 基因敲除可以缓解这种效应。进一步调查揭示,当 B16F10 细胞与人脐静脉内皮细胞(HUVECs)共培养时,碳离子处理组显示出明显的抑制增殖、迁移和血管生成的能力。这种效应发生的原因调查表明,碳离子放射通过特异性作用,即增加 CXCL10 来抑制黑色素瘤中的血管生成和肺转移。黑色素瘤细胞在生长时可以分泌大量促进血管生成的物质,促使内皮细胞增殖、迁移并形成管状结构,最终发展成功能血管。CXCL10 可抑制肿瘤血管生成,从而降低黑色素瘤肺转移的能力。

参考文献

[1] OGATA T, TESHIMA T, KAGAWA K, et al. Particle irradiation suppresses metastatic potential of cancer cells [J]. Cancer Res, 2005, 65(1):113 - 20.

[2] ARIANS N, NICOLAY N H, BRONS S, et al. Carbon-ion irradiation overcomes HPV-integration/E2 gene-disruption induced radioresistance of cervical keratinocytes [J]. J Radiat Res, 2019, 60(5):564 - 72.

[3] TAKAHASHI A, MATSUMOTO H, FURUSAWA Y, et al. Apoptosis induced by high-LET radiations is not affected by cellular p53 gene status [J]. Int J Radiat Biol, 2005, 81(8):581 - 86.

[4] YU Z, HARTEL C, PIGNALOSA D, et al. The effect of X-Ray and heavy ions radiations on chemotherapy refractory tumor cells [J]. Front Oncol, 2016, 6:64.

[5] YU Z, DURANTE M, et al. The effect of X-ray and heavy ions radiations on chemotherapy and irradiation resistant tumor cells. Unpublished data.

[6] AKINO Y, TESHIMA T, KIHARA A, et al. Carbon-ion beam irradiation effectively suppresses migration and invasion of human non-small-cell lung cancer cells [J]. Int J Radiat Oncol Biol Phys, 2009, 75(2):475 - 81.

[7] FUJITA M, OTSUKA Y, IMADOME K, et al. Carbon-ion radiation enhances migration ability and invasiveness of the pancreatic cancer cell, PANC - 1 in vitro [J]. Cancer Sci, 2012, 103(4):677 - 683.

[8] TAKAHASHI Y, TESHIMA T, KAWAGUCHI N, et al. Heavy ion irradiation inhibits in vitro angiogenesis even at sublethal dose [J]. Cancer Res, 2003, 63(14):4253 - 7.

[9] LI C, ZHANG Q, LUO H, et al. Carbon ions suppress angiogenesis and lung metastases in melanoma by targeting CXCL10 [J]. Radiat Res, 2023, 200(3):307 - 319.

第*4*章

碳离子放疗中的生物物理模型

 ### 4.1　生物物理模型的产生

　　对重离子肿瘤放疗的研究始于 1940 年代,放射物理与放射生物学研究以及美国劳伦斯伯克利国家研究所开创性的临床试验显示:比较适合用于人类肿瘤放疗的是碳离子射线。碳离子放疗的初步临床试验始于德国 GSI,真正较大规模使用临床放疗是 1990 年代的日本 NIRS。在重离子放疗临床上首先碰到一个关键问题:控制一个恶性肿瘤需要用多少重离子放射剂量以及肿瘤周围正常器官和组织的重离子放射耐受剂量是多少? 如何来评价、衡量和量化碳离子等带电重离子射线的放射生物效应? 首先考虑到的是,能用碳离子的物理剂量(吸收剂量)来评估它的生物效应吗? 在进行碳离子放射物理和生物学的基础研究后,回答是否定的。原因是相同碳离子射线的物理剂量可以由不同质的碳离子射线产生,射线的质即为射线的线性能量传递(又译"传能线密度":linear energy transfer,LET),用 keV/μm来表示,即每微米距离间的重离子射线传递给进入介质的能量。同样的碳离子射线的物理剂量,可以由低 LET 碳离子射线产生,也可以由高 LET 碳离子射线产生。而不同 LET 的碳离子射线产生的放射生物效应是不同的(参阅第 5 章)。所以用碳离子射线的物理剂量无法正确地评价该射线的生物效应。所以,目前国际上没有一个重离子中心进行肿瘤放疗时使用物理剂量作为肿瘤处方和危及器官(organ at risk,OAR)放射耐受剂量的限值。由于 X 线放疗已经有 100 多年的历史,业界对它的放射生物效应已经非常熟悉,包括控制肿瘤的放射剂量是多少,OAR 的放射耐受剂量是多少。因此,在重离子放疗初期把某一个重离子物理剂量的放射生物效应用产生相同生物效应时相当的 X 线剂量(Gy)来表达。这样使人们对重离子射线的放射生物效应有了大概的认识。所以,最初把重离子放疗生物剂量单位表述为"GyE"(equivalent to ^{60}Co Gy),即相当于 ^{60}Co(光子射线)的剂量(Gy),用于肿瘤放疗的处方剂量和正常器官 OAR 的放射限制剂量。然而,临床实践表明:所谓的"GyE"并不完全与 X 线放射剂量的生物效应相当。那重离子放射生物效应如何来评价? 目前,仍然试图与 X 线的放射生物学效应做比较,以此来评估和量化重离子的放射生物效应。因此引用了相对生物效应(RBE)的概念。RBE 的定义是产生相同的放射生物效应,用 250 keV 的 X 线需要的物理剂量和重离子放射需要的物理剂量之比(即公式 4.1)。

$$RBE = D_{X线}/Dion \qquad (公式 4.1)$$

上述公式中,$D_{X线}$ 表示 X 线的物理剂量;$Dion$ 表示重离子的物理剂量。

重离子生物剂量(RBE-weighted dose)用 D_{RBE} 表达,D_{RBE} 的计算见公式 4.2。

$$D_{RBE} = D \times RBE \qquad (公式 4.2)$$

D:重离子的物理剂量,单位是 Gy;D_{RBE}:重离子生物剂量,单位是 Gy(RBE)。

D_{RBE} 是重离子的生物剂量,即产生测定 RBE 值的特定生物效应时,重离子的生物效应相当于 X 线剂量的生物效应的倍数。如 RBE=2,则表明这个重离子射线的放射生物学效应是 X 线的 2 倍。

在公式 4.2 中,RBE 是计算重离子放射生物效应的重要参数。然而,目前确定重离子 RBE 值的主要依据是放射生物学实验的结果,包括细胞水平和动物水平的数据和少部分临床治疗资料。然而,RBE 的值受物理学和生物学许多因子的影响,导致 RBE 值存在很大的不确定因素,比如:①RBE 观察的生物学等效终点。不同的生物学终点,计算出来的 RBE 值不尽相同。②不同细胞系,即使生物效应观察终点相同,RBE 也会不同。③射线 LET 特征,对于低 LET 射线(<10 keV/μm),RBE=1.0,而随着 LET 增加,RBE 迅速升高,在 100~150 keV/μm 时 RBE 到达 4~5。但是更高的 LET 射线

的 RBE 反而下降。④由于重离子射线在体内前进的径迹中 LET 是变化的，在射线坪区的 LET 是低的，而 Bragg 峰的 LET 达到最高，扩展的 Bragg 峰（spreading out of Bragg peak，SOBP）中的 LET 是一个 Bragg 峰和若干个坪区剂量叠加形成的，所以 LET 低于 Bragg 峰处。在不同 Bragg 峰深度和不同宽度的 SOBP 中 LET 也是不同的，因而导致 RBE 也不完全相同，如在碳离子坪区 RBE 为 1.3，在 SOBP 处为 1.6～1.9，在 Bragg 峰处可以是 2～3。⑤肿瘤和正常组织的放射生物学特征。确定它们特征的主要参数是 α/β 值，早期放射反应正常组织和快速生长肿瘤的 α/β 值大，而后期放射反应组织和生长缓慢肿瘤的 α/β 值较小。不同的 α/β 值导致 RBE 不同。⑥照射的分割剂量。分割照射的剂量越小，RBE 越大[1]。碳离子射线物理学和生物学的众多因子会影响 RBE，导致对碳离子放射生物学效应的精确计算比较困难，所以放射物理学家和放射生物学家发展了重离子的放射生物物理模型（biophysical model），尝试用模型来估计和量化重离子的放射生物效应，这些模型尽可能包括与产生放射生物效应相关的物理学和生物学的众多因子。

4.2　碳离子放疗中的生物物理模型

目前在重离子射线临床放疗中主要使用了碳离子射线，以下阐述的内容聚焦于碳离子射线。目前已经发展并用于临床的放射生物物理模型有日本的也有德国的。近年来，我国中国科学院近代物理研究所也发展了自己的生物物理模型。主要有以下 4 个模型。

(1) MBM 模型

MBM 模型（mix beam model）是由日本国家放射医学研究院（NIRS；现改名为 National Institute of Quanta Science and Technology，QST）最早发展的模型，用于碳离子射线散射照射技术（scattering beam）的放疗。这个模型是根据 1999 年 Kanai 的建议，并基于 L－Q 模型（linear quadratic model）提出的。其公式为：

$$s = e^{-\alpha d - \beta d^2} \tag{公式 4.3}$$

其中:S 为生存率,α 和 β 值来自于不同 LET 的单能碳离子射线基于 MBM 临床经验的 α 和 β 平均值。在 MBM 模型中,使用了人唾液腺(humans salivary gland, HSG)肿瘤细胞体外培养实验数据标准化碳离子射线 LET 80 keV/μm。同时又参照了快中子临床放疗中度到高度抗 X 线放射肿瘤的临床资料,对 RBE=3.0 值进行修改,形成 MBM 模型,这是一个半经验的模型[2]。

(2) MKM 模型

MKM 模型(microdosimetric kinetic model)是 NIRS 发展的放射生物物理模型[3],应用于射线扫描束(beam scanning)放疗技术。微剂量学的研究是基于测量和计算在球体中能量的沉积和空间能量分布,细胞的生存率是通过射线的剂量沉积在一个亚细胞结构中来进行估计的,用于预测和计算放射生物效应。预测放射生物效应模型的生物学参数来自 HSG 细胞的实验资料,α/β 值是 5.6 Gy,相当于急性反应的正常组织和相应的肿瘤。再参照中子放射生物学效应。MKM 是否能准确地计算碳离子射线的生物效应? NIRS 进行了 HSG 细胞生存实验,结果发现:MKM 估算的细胞生存率和实验结果完全符合(图 4-1)。除碳离子外,他们还使用了不同 LET 的氦离子(He)和氖离子(Ne)照射 HSG 细胞,观察的生物学指标为 D_{10},即产生 10% 的细胞生存率所需要的射线剂量(Gy)。图 4-2 是实验的结果,MKM 估算的 D_{10} 的值包括 3 种重离子射线和射线不同的 LET(20～800 keV/μm),与实验获得的 D_{10} 值基本符合。研究结论:在氦、碳和氖离子射线照射时,其 LET 在 20～800 keV/μm 之间,MKM 估算的放射生物效应与细胞实验显示的生物效应基本一致。上述研究表明:用 MKM 计算的细胞生存率与离体实验获得的细胞生存率基本相符。MKM 可用于包括氦离子、碳离子、氖离子在内的射线照射后细胞生存率的估算。现在 MKM 和修改的 MKM 模型(mMKM)已经被用于日本的重离子中心的放疗计划系统,常规使用于重离子临床放疗。

(3) 局部效应模型

局部效应模型(local effect model,LEM)由德国国家重离子研究所(GSI)提出,包括 LEM 1、LEM 2、LEM 3 和 LEM 4。

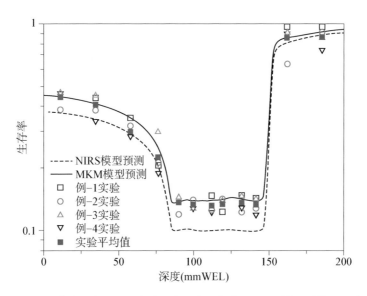

图 4-1　人唾液腺肿瘤细胞(HSG)放射后的细胞生存率和 MKM 模型计算的生存率比较[3]

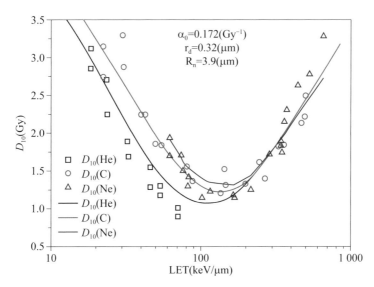

图 4-2　人唾液腺肿瘤细胞(HSG)用重离子放射后的 D_{10} [产生 10% 细胞生存率所需要的剂量(Gy)和 MKM 计算的 D_{10}][3]

注:实线,用 MKM 计算的 D_{10} 。黑线,氦离子射线(He)照射;红线,碳离子射线(C)照射;蓝线,氖离子射线(Ne)照射。点状记号为实验检测获得的 D_{10} :□,氦离子射线(He)照射;○,碳离子射线(C)照射;△,氖离子射线(Ne)照射。

　　LEM 的基本假设:局部的放射生物效应是由局部的放射物理剂量决定的,相同的局部剂量会产生相同的生物效应,而与给予该剂量的射线无关。离子的生物效应的计算基于微剂量在细胞核中的分布,因为细胞核是放射生物效应靶[4-6]。

　　LEM 是生物物理模型,是否能准确地计算重离子射线的生物效应? 德国 GSI 等进行了细胞实验[7]。实验首先在水箱中进行,使用两野对照技术,照射了中国仓鼠卵巢细胞(CHO),检测了 SOBP 区域和坪区的 CHO 细胞生存率,实验的结果和用 LEM 计算结果基本符合(图 4 - 3)。然后进行了不同 LET 的质子、氦离子和碳离子生物效应的检测并与 LEM 计算的结果相比较[7]。他们使用了 V79 细胞,实验结果见图 4 - 4。随着质子、氦离子和碳离子射线 LET 的增大,RBE 升高,到达 LET $100 \sim 200 \, keV/\mu m$ 时,RBE 反而下降。实验的结果与用 LEM 计算的结果基本符合。上述细胞水平的研究证明:用 LEM 计算的细胞生存率与离体细胞实验获得的细胞生存率基本相符。因此,LEM 已经被整合到西门子的 Syngo 离子放射计划系统中。目前德国(HIT 和 MIT)、意大利(CNAO)、奥地利(MedAustron)和上海(SPHIC)都使用了 LEM 进行重离子的临床放疗。

　　在建立 LEM 1 时,使用了德国 GSI 用物理研究用加速器产生的碳离子放疗脊索瘤的临床资料,而脊索瘤是一个生长缓慢的肿瘤,其 α/β 值 $=2$ Gy[8],因此 LEM 反映了 α/β 值 $=2 \, Gy$ 的肿瘤和正常组织的碳离子剂量相当于 X 线放疗的生物学效应。用 LEM 1 来估算生长缓慢的肿瘤,如前列腺癌和后期反应正常组织(α/β 值 $=1.5 \, Gy$),它的估算可能是正确的。但是对于生长快的肿瘤,如肺癌和早期反应正常组织(α/β 值 $=10 \, Gy$),仍然用 LEM 1 计算,其估算可能就不一定准确,其生物学效应可能被高估了,即实际的生物效应低于该剂量。

　　(4) 兰州中国科学院近代物理研究所发展的生物物理模型

　　这个模型是基于 LQ 模型,并且整合了该研究所碳离子放射生物学研究中获得的参数而形成的。他们发展了相应的碳离子放射治疗计划系统 CiPlan,用于碳离子的扫描线束治疗。目前应用于兰州中国科学院近代物理研究所生产的碳离子放疗设备。

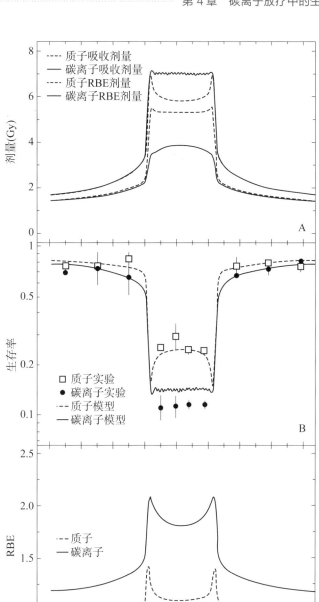

图 4-3　中国仓鼠卵巢细胞(CHO)经过质子、碳离子两野对照后(水箱实验)的实验结果
　　　　与 LEM 计算结果的比较[7]

注:A. 质子和碳离子的物理剂量(Gy)和生物剂量(Gy，RBE-weighted dose)分布。B. 实验获得的
　　CHO 细胞的生存率:□表示质子，●表示碳离子;虚线表示 LEM 计算的质子照射后的生存率,实
　　线表示 LEM 计算的碳离子照射后的生存率。C. 质子和碳离子的 RBE。

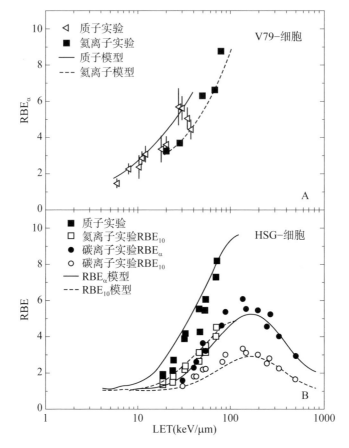

图 4-4　细胞经过不同 LET 的质子、氦离子照射后 RBE 的实验结果与 LEM 计算结果的比较[7]

注：A. V79 细胞；B. HSG 细胞。虚线和实线：LEM 计算的 RBE；记号标记的为实验的结果。RBE_α：
　　生存曲线的起始段，放射剂量很低区域的 RBE；RBE_{10}：10％的细胞生存率为观察点的 RBE。

4.3　生物物理模型中存在的缺陷和问题

　　放疗是一种物理治疗，从原理上讲，使用碳离子放疗，如果给予相同的物理剂量，如果这个物理剂量由相同的 LET 射线产生，放疗相同的靶区，使用同样的放疗计划，包括相同的放射野数目、入射角度、每次剂量和总剂量，最终产生的放射生物效应[用 Gy(RBE)来表示]应当是相同的。因此，假设这些放射生物物理模型都能够准确地把重离子射线的物理剂量转换成生物效应剂量,那么相同的物理剂量通过 MBM、MKM 或 LEM 最终计算出来的碳离子放射生物剂量应该是相同的。然而事实并非如此,相同的碳离子物理剂量通过不同的生物物理模型计算出来的生物剂量是不相同的。这个现象可由有以下的剂量比较研究证实。

(1) SPHIC 的 Hsi 在肝癌放疗计划中的研究[9]

西门子粒子放疗计划系统(treatment planning system,TPS)Syngo 中整合了 LEM 1。Hsi 等用 Syngo 设计了 1 例肝癌碳离子放疗的计划:肿瘤球形,5 cm 直径,病灶位于皮下 10 cm 深处,给予一定的碳离子物理剂量照射,获得了 LEM 1 的生物剂量。然后把上述物理剂量输入 NIRS 的 Xio TPS(整合有 MKM)中,进行重新计算,获得了 MKM 的生物剂量。比较 Syngo(LEM 1)TPS 和 Xio(MKM)TPS 计算获得的生物剂量,发现这两个生物剂量是不完全相同的。把碳离子的物理剂量和通过两个生物物理学模型计算出来的生物剂量制成图(图 4 - 5)。从图 4 - 5 可以看到:当给予的碳离子物理剂量在 2 Gy 时,LEM 1 和 MKM 计算后获得的生物剂量都是 5 Gy(RBE)。但是当碳离子物理剂量是 1 Gy 时,MKM 计算出来的生物剂

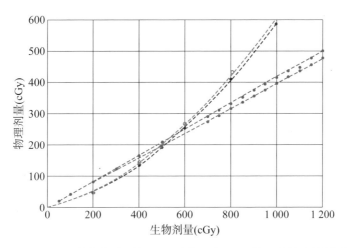

图 4 - 5　西门子 Syngo 放疗计划系统(LEM 1)和日本 NIRS 的 XiO 放疗计划系统(MKM)
　　　　计算的生物剂量差别的比较(1 例肝癌碳离子放疗计划)

注:棕色线是 LEM 1 计算的靶区平均碳离子物理剂量和相应的生物剂量,绿色线是 LEM 1 计算的
　　SOBP 中点的物理剂量和相应的生物剂量。深蓝色线是 XiO 计算的靶区中的平均物理剂量和相
　　应的生物剂量,红色线是 XiO 计算的 SOBP 中点的物理剂量和相应的生物剂量。

量是 2.2 Gy(RBE),而 LEM 1 计算出来的生物剂量是 3.2 Gy(RBE)。当碳离子物理剂量是 4 Gy 时,MKM 计算的生物剂量是 10 Gy(RBE),而 LEM 1 计算的生物剂量是 8 Gy(RBE)。从这例肝癌病例生物剂量比较研究中可以获得 LEM 1 和 MKM 之间的剂量转换因子(conversion factor,CF)(表 4-1)。

表 4-1　1 例肝癌患者照射相同的碳离子物理剂量通过 MKM 或 LEM 1 模型计算出来的生物剂量 Gy(RBE)

物理剂量	MKM 生物剂量	LEM 生物剂量	转换因子
1 Gy	2.2 Gy(RBE)	3.2 Gy(RBE)	1.45
2 Gy	5 Gy(RBE)	5 Gy(RBE)	1
4 Gy	10 Gy(RBE)	8 Gy(RBE)	0.8

(2) Fossati 的研究[10]

意大利 CNAO 的 Fossati 等对不同放射生物模型计算的生物剂量进行了较为系统的研究。他们通过水箱研究和不同生物模型计算结果的比较,发现相同的碳离子射线物理剂量通过 MKM 或 LEM 计算后获得的生物剂量是不同的。表 4-2 是部分从 NIRS(MKM)转换为 CNAO(LEM)碳离子的生物剂量的差别和两者之间的 CF。图 4-6 是 MKM 的不同生物剂量(GyE)和 LEM 生物剂量差别的关系曲线。图 4-6 中,以[CANO-NIRS(GyE)]/NIRS(GyE)为纵坐标,以 NIRS 的生物剂量为横坐标(GyE)。当 NIRS 的生物剂量是 5 GyE 左右时,[CANO-NIRS(GyE)]/NIRS(GyE)为 0%,即 CNAO 的生物剂量也是 5 GyE,两者相同。当 NIRS 的生物剂量<5 GyE 时,[CANO-NIRS(GyE)]/NIRS(GyE)>0%,即 CNAO 的剂量大于 NIRS 的剂量,如表 4-1 所示,NIRS 处方 1 GyE,相当于 CNAO 处方 1.8 GyE;当 NIRS 的剂量>5 GyE 时,[CANO-NIRS(GyE)]/NIRS(GyE)<0%,即 NIRS 的剂量小于 CNAO 的剂量,如表 4-1 所示,NIRS 处方 10 GyE,相当于 CNAO 处方 8 GyE。然而,在碳离子放疗的临床实践中使用的 CF 的定义不同于 Fossati 在这篇论文中的。因为目前碳离子放疗的临床经验主要是来自日本 NIRS/QSI 以及日本的其他碳离子放疗中心,他们使用 MKM,所以要参考日本的经验,使

用 MKM 处方的生物剂量,必须以日本 MKM 的为基础。CF 的定义就变成:
LEM 的生物剂量＝MKM 的生物剂量×CF,即 CF＝LEM 的生物剂量/MKM
的生物剂量。这样对使用 LEM 的碳离子放疗中心来说更容易操作(参见下文
"德国 HIT 的研究"和"SPHIC 的研究")。

表 4‑2 Fossati 碳离子的生物剂量从 NISR(MKM)转换到 CNAO(LEM)的 CF(根据
Fossati 的研究计算)

MKM Gy(RBE)	LEM Gy(RBE)	转换因子(CF)*
1	1.80	1.80
3	3.66	1.22
5	5.05	1.01
8	6.96	0.87
10	8.00	0.80
20	11.8	0.59

* 转换因子(CF)＝LEM 计算的生物剂量/MKM 计算的生物剂量。

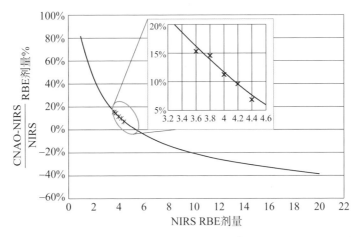

图 4‑6 Fossati 比较 CNAO(LEM)和 NIRS(MKM)计算的碳离子生物剂量的差别[10]
注:转换因子(CF)＝[CANO－NIRS(GyE)]/NIRS(GyE)

(3) 德国 HIT 的研究[11]

德国 HIT 的 Steinstrster 等在 350 MeV/u 的碳离子射线形成 6 cm 深的
SOBP 的情况下比较了 HIMAC/NIRS(MKM)和 LEM/HIT(LEM)计算的

生物剂量的差别。表 4-3 总结了 HIMAC(MKM)和 LEM 1 和 LEM 4 之间比较的结果,包括 Gy(RBE)和 EDU(等效均匀剂量)两个生物剂量。从表 4-3 中可以看出,MKM 和 LEM 之间的碳离子生物剂量互相转换的规律和 Fossati 的研究发现基本相同,即当生物剂量在 5 Gy(RBE)左右时,HIMAC 的 MKM 和 LEM 1 和 LEM4 计算的生物剂量基本相当(5 Gy、4.81 Gy 和 5.03 Gy)。当 HIMAC 的 MKM 处方生物剂量＜5 Gy 时,LEM 再计算后的生物剂量比 MKM 大,如 MKM 1 Gy 时,LEM 1 和 LEM 4 计算的生物剂量分别是 1.65 Gy 和 1.76 Gy。当 HIMAC 的 MKM 生物剂量＞5 Gy 时,LEM 计算的生物剂量反而低,当 MKM 处方生物剂量是 10 Gy 时,LEM 1 和 LEM 4

表 4-3 Steninstrater 的碳离子的生物剂量计算从 HIMAC(MKM)转换到 HIT(LEM 1 和 LEM 4)的剂量[11]

HIMAC(mMKM) RBE 剂量 Gy(RBE)	LEM 剂量 Gy(RBE)			
	LEM 4		LEM 1	
	中位数	EUD	中位数	EUD
1	1.65	1.73	1.76	1.74
2	2.65	2.76	2.80	2.78
3	3.46	3.59	3.64	3.61
4	4.17	4.31	4.37	4.33
5	4.81	4.97	5.03	4.98
6	5.41	5.58	5.64	5.58
7	5.98	6.15	6.22	6.15
8	6.52	6.70	6.77	6.69
9	7.04	7.23	7.30	7.20
10	7.54	7.73	7.81	7.70
20	12.08	12.26	12.32	11.92
30	16.14	16.31	16.33	15.30
40	20.07	20.15	20.14	18.18
50	23.95	23.95	23.82	20.81
60	28.06	27.97	27.44	23.30

注:EUD,等效均匀剂量,HIMAC,日本国立放射科学研究所重离子医用加速器设施;LEM,局部效应模型(第 1 版和第 4 版)。

计算的生物剂量分别是 7.54 Gy 和 7.81 Gy。他们又比较了在 SOBP 的近端和 SOBP 的远端区域两类生物模型(MKM、LEM 1、LEM 4)计算的差别。他们使用了更简单的 CF 值比较,CF 的定义是:LEM 计算的生物剂量与 MKM 计算的生物剂量之比。图 4-7 是比较的结果。图 4-7 中的 A 图是 MKM 和 LEM 1 的 CF 比较结果,在 SOBP 的近端和远端,LEM 1 和 MKM 的 CF 基本相同;B 图是 MKM 和 LEM 4 的 CF 比较,MKM 在<10 Gy (RBE)时,MKM 和 LEM 4 在 SOBP 不同部位的差别比较大,到>10 Gy (RBE)时差别减小;C 图是 LEM1、LEM 4 和 MKM 生物剂量的 CF。 Steinstrster 的比较研究表明:相同的碳离子物理剂量通过 MKM、LEM 1、

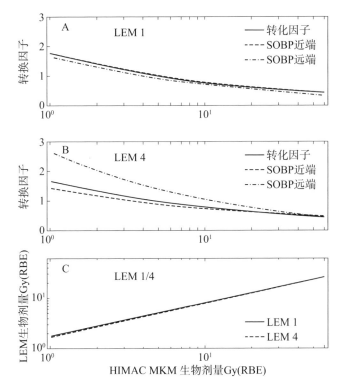

图 4-7 GSI(LEM 1 或 LEM 4 模型)和 HIMAC/NIRS(MKM)计算的碳离子生物剂量之间的 CF 不同[11]

注:CF 表示 LEM 计算的生物剂量/MKM 计算的生物剂量之比。A. 在 SOBP 不同部位的 LEM 1 和 MKM 的 CF;B. 在 SOBP 不同部位的 LEM 4 和 MKM 的 CF;C. LEM 1/4 和 MKM(HIMAC)剂量之间的生物剂量比较。

LEM 4 计算出来的生物剂量并不完全相同,它们之间可以通过一个 CF 来相互转换。CF 在不同的处方剂量中是不相同的。在 SOBP 的不同部位的 CF 也不完全相同。

(4) SPHIC 的研究

SPHIC 用 RayStataion TPS 进行了 MKM 和 LEM 生物模型的比较。RayStation 的 TPS 中装有 MKM 和 LEM 两种生物模型。研究的方法是用 RayStation TPS 的 LEM 1 制订一个放疗计划,获取这个计划的物理剂量,然后把这个物理剂量用 MKM 生物模型重新计算后获得 MKM 的生物剂量。最后比较两者之间的差别,计算 CF。一共进行了 3 项比较研究。

1) 王巍伟等进行了系统的比较研究[12]。他们首先比较了不同深度的肿瘤,从深部肿瘤到浅表肿瘤,包括前列腺癌、胰腺癌、鼻咽癌、泪腺癌、腮腺癌和周围型肺癌(每种肿瘤选择 10 个临床病例)。比较的结果总结如表 4-4 所示。随着靶区深度的逐渐减小,从深部的前列腺癌(深度 12.1～22.8 cm)到浅表的周围型肺癌(深度 2.7～7.5 cm),CF 逐渐变小。随着 MKM 生物剂量逐渐增大,从 2 Gy(RBE)到 5 Gy(RBE),CF 逐渐减小,到 5 Gy(RBE)时,CF 降低到 1.0 左右。前列腺癌的 CF 值和 Fossati 的研究结果基本一致。然后他们又进行了不同放疗靶区形状(立方形和球形)的比较。立方体靶区的 CF 比球形靶区的 CF 要稍大(表 4-5)。从这个研究显示,从 MKM 转换到 LEM 的 CF 不是一个固定的值,不同的靶区深度、不同的靶区形状、不同的放射野设计,CF 不完全相同(尚未公开发表。引自王巍伟《碳离子放射治疗剂量学研究》,2024,复旦大学电子信息博士论文 73-74 页)。

2) 王巍伟等[13]用 1 例前列腺癌的碳离子放疗计划进行 LEM 1 模型和 MKM 模型的比较。先用 LEM 1 模型做一个碳离子放疗计划,然后再用 Raystation TPS 中的 MKM 模型进行再计算,形成一个 MKM 的计划。然后对两个计划进行比较,比较的结果如图 4-8 所示。LEM 1 剂量是 16 次照射的总剂量。比较两张剂量分布图可以看到:等剂量体积分布的形状基

表 4 - 4　王巍伟等对前列腺癌、胰腺癌、鼻咽癌、泪腺癌、腮腺癌和周围性肺癌碳离子放疗计划进行 MKM 和 LEM 1 比较后的 CF[12]

MKM 剂量 [Gy(RBE)]	前列腺癌	胰腺癌	鼻咽癌	泪腺癌	腮腺癌	周围肺癌	Fossati[10]
2.00	1.45 #	1.46	1.45	1.41	1.37	1.36	1.44
	(1.43~1.45)	(1.44~1.47)	(1.43~1.47)	(1.37~1.44)	(1.36~1.39)	(1.34~1.40)	
2.20	1.41	1.41	1.41	1.36	1.33	1.32	1.39
	(1.40~1.42)	(1.39~1.42)	(1.40~1.42)	(1.32~1.39)	(1.31~1.35)	(1.29~1.35)	
2.40	1.37	1.36	1.36	1.32	1.29	1.28	1.35
	(1.37~1.38)	(1.34~1.37)	(1.35~1.37)	(1.28~1.34)	(1.27~1.31)	(1.25~1.31)	
2.60	1.32	1.31	1.31	1.28	1.25	1.24	1.31
	(1.32~1.33)	(1.30~1.34)	(1.31~1.32)	(1.25~1.30)	(1.24~1.28)	(1.22~1.27)	
2.80	1.28	1.28	1.27	1.24	1.22	1.21	1.28
	(1.28~1.29)	(1.26~1.29)	(1.26~1.28)	(1.21~1.26)	(1.20~1.25)	(1.18~1.24)	
3.00	1.24	1.24	1.24	1.21	1.19	1.18	1.24
	(1.24~1.25)	(1.23~1.24)	(1.23~1.24)	(1.18~1.22)	(1.17~1.22)	(1.16~1.22)	
3.20	1.21	1.21	1.20	1.18	1.17	1.16	1.21
	(1.21~1.22)	(1.20~1.21)	(1.20~1.21)	(1.16~1.20)	(1.15~1.19)	(1.13~1.20)	
3.40	1.19	1.18	1.17	1.15	1.14	1.14	1.19
	(1.18~1.19)	(1.17~1.20)	(1.17~1.18)	(1.13~1.17)	(1.12~1.16)	(1.11~1.18)	
3.60	1.16	1.15	1.15	1.13	1.12	1.12	1.16
	(1.15~1.16)	(1.14~1.17)	(1.14~1.15)	(1.11~1.14)	(1.10~1.15)	(1.09~1.16)	

（续表）

MKM剂量 [Gy(RBE)]	前列腺癌	胰腺癌	鼻咽癌	泪腺癌	腮腺癌	周围肿瘤	Fossati[10]
3.80	1.14 (1.13~1.14)	1.13 (1.11~1.14)	1.12 (1.11~1.13)	1.10 (1.09~1.11)	1.10 (1.08~1.13)	1.10 (1.07~1.13)	1.14
4.00	1.11 (1.10~1.11)	1.10 (1.09~1.12)	1.10 (1.09~1.11)	1.08 (1.07~1.09)	1.08 (1.07~1.10)	1.07 (1.05~1.11)	1.12
4.20	1.09 (1.08~1.09)	1.08 (1.07~1.09)	1.08 (1.07~1.08)	1.06 (1.05~1.07)	1.06 (1.05~1.08)	1.05 (1.02~1.09)	1.10
4.40	1.07 (1.07~1.07)	1.06 (1.05~1.07)	1.06 (1.05~1.06)	1.04 (1.04~1.05)	1.04 (1.04~1.06)	1.03 (1.01~1.07)	1.08
4.60	1.06 (1.05~1.06)	1.04 (1.03~1.05)	1.04 (1.03~1.05)	1.03 (1.02~1.03)	1.02 (1.02~1.03)	1.02 (0.99~1.05)	1.06
4.80	1.05 (1.03~1.05)	1.02 (1.01~1.03)	1.02 (1.02~1.04)	1.01 (1.00~1.02)	1.01 (1.00~1.05)	1.00 (0.97~1.03)	1.04
5.00	1.02 (1.02~1.02)	0.99 (0.99~1.00)	1.01 (1.01~1.02)	1.00 (0.99~1.01)	1.00 (0.99~1.02)	0.98 (0.96~1.02)	1.03
靶区深度(cm)	12.1~22.8	6.8~17.7	2.6~13.2	0.6~7.4	0.6~5.9	2.7~7.5	7~15
束流能量 (MeV/u)	259~370	193~377	128~279	86~238	86~235	130~223	12 284

注：CF为10例患者的中位值以及范围。

表 4 - 5　王巍伟等对不同形状靶区(立方体和球形)进行 MKM 和 LEM 1 比较后的 CF[12]

MKM剂量 Gy(RBE)	MKM剂量 Gy(RBE)		LEM 1的剂量 Gy(RBE)	
	立方体	RayStation TPS	球体	RayStation TPS
相对野照射				
3.6	4.20(4.10~4.30)	4.15(4.00~4.20)	4.15(4.00~4.25)	4.10(4.00~4.15)
3.8	4.35(4.25~4.45)	4.30(4.15~4.35)	4.30(4.15~4.40)	4.25(4.15~4.30)
4	4.50(4.40~4.60)	4.45(4.30~4.50)	4.40(4.30~4.50)	4.40(4.25~4.45)
4.2	4.65(4.50~4.75)	4.55(4.40~4.65)	4.60(4.40~4.65)	4.50(4.40~4.60)
4.4	4.80(4.65~4.85)	4.70(4.55~4.80)	4.70(4.55~4.90)	4.65(4.50~4.75)
正交野照射				
3.6	4.20(4.10~4.30)	4.15(4.00~4.20)	4.15(4.05~4.25)	4.10(4.00~4.15)
3.8	4.35(4.25~4.45)	4.30(4.15~4.35)	4.30(4.15~4.40)	4.25(4.15~4.30)
4	4.50(4.40~4.60)	4.40(4.30~4.50)	4.45(4.30~4.55)	4.40(4.30~4.45)
4.2	4.70(4.50~4.75)	4.55(4.40~4.60)	4.60(4.45~4.70)	4.55(4.40~4.60)
4.4	4.80(4.65~4.90)	4.70(4.55~4.75)	4.70(4.55~4.90)	4.65(4.55~4.75)
单野照射				
3.6	4.20(4.10~4.30)	4.15(4.00~4.20)	4.15(4.05~4.25)	4.10(4.00~4.15)
3.8	4.35(4.25~4.45)	4.25(4.15~4.35)	4.30(4.15~4.40)	4.25(4.15~4.35)
4	4.50(4.40~4.60)	4.40(4.25~4.50)	4.45(4.30~4.55)	4.40(4.25~4.50)
4.2	4.70(4.50~4.75)	4.55(4.40~4.65)	4.60(4.45~4.70)	4.50(4.40~4.60)
4.4	4.80(4.65~4.85)	4.70(4.55~4.80)	4.70(4.55~4.90)	4.65(4.50~4.75)

本相同,但是生物剂量却不同(表4-6)。靶区中的CF(LEM 1 生物剂量/MKM 生物剂量)也不相同:靶区(GTV)、临床靶区(CTV)和计划靶区(PTV)的CF分别为1.17、1.25、1.52。因为GTV的分割剂量大,所以CF小;PTV的分割剂量小,所以CF大。由此推测,低剂量区的形状会有不同,包括直肠和膀胱。

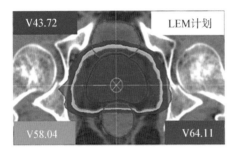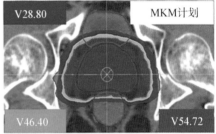

图4-8　1例前列腺癌的碳离子放疗计划用 LEM 1 计算的剂量分布(左)和 MKM 重新计算的剂量分布(右)[13]

注:红色,GTV生物剂量;绿色,CTV生物剂量;蓝色,PTV生物剂量。

表4-6　1例前列腺癌用 LEM 计算的靶区和膀胱及直肠生物剂量与相对应的 MKM 计算的生物剂量和 CF[13]

靶区/正常器官	LEM 模型	MKM	CF
前列腺癌 GTV	64.11 Gy(RBE) 4 Gy(RBE)/次	54.72 Gy(RBE) 3.42 Gy(RBE)/次	1.17
CTV	58.04 Gy(RBE)	46.40 Gy(RBE)	1.25
PTV	43.72 Gy(RBE)	28.8 Gy(RBE)	1.52
膀胱	43.72 Gy(RBE)	28.8 Gy(RBE)	1.52
直肠	43.72 Gy(RBE)	28.8 Gy(RBE)	1.52

3) 张丽雯等对鼻咽癌碳离子放疗计划的研究[14]:用碳离子照射 X 线放疗后复发的鼻咽癌。用 LEM 1 模型设计碳离子放疗计划,肿瘤剂量 63 Gy(RBE)/21 次照射,然后用 RayStation TPS 中的 MKM 重新计算,获得MKM 的剂量分布。把两个生物剂量分布图对比,剂量分布的形状相似,但是绝对剂量不一样。用 LEM 模型设计的放疗计划用 MKM 模型重新计算后,可以看到靶区覆盖变得稍差(图4-9),原因是肿瘤周边的剂量比中心

低,两者的 CF 不同,肿瘤中心的 CF 小,肿瘤周边的 CF 大。作者将 MKM和 LEM 的 CF 总结在图 4-10 中,LEM 0.4 Gy(RBE)的 CF 是 2.9;LEM2.8 Gy(RBE)的 CF 是 1.4。最后作者用 LEM 的 TPS 设计鼻咽癌的碳离子放疗计划,然后仅仅用 LEM 和 MKM 之间剂量的 CF 来转换剂量,获得的生物剂量分布和 MKM 的 TPS 计算结果基本相同,提示:使用 LEM 和 MKM的 CF 也能获得 MKM 的剂量分布。

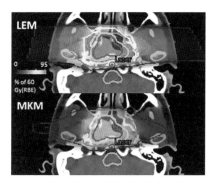
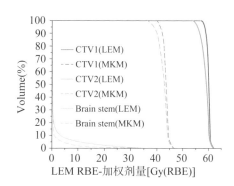

图 4-9　张雯丽等对鼻咽癌 X 线放疗后局部复发用碳离子进行放疗的计划[14]

注:左侧上图:LEM,3 Gy(RBE)/次,21 次照射,总剂量 63 Gy(RBE)。左侧下图:把上述计划用　MKM 重新计算后的剂量分布。橙色覆盖率为处方剂量的 95%。右图:CTV 和脑干生物剂量的　剂量体积直方图(DVH)。红色实线:LEM 的 CTV1;红色虚线:MKM 的 CTV1;绿色实线:LEM　的 CTV2;绿色虚线:MKM 的 CTV2;青色实线:LEM 的脑干;蓝色虚线:MKM 的脑干。

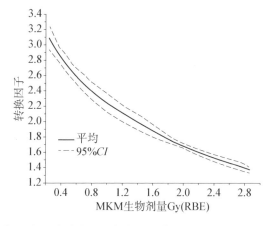

图 4-10　鼻咽癌 X 线放疗后局部复发患者碳离子放疗计划低剂量区域的　　　　　　 MKM 和 LEM 剂量的 CF(来自 20 例患者)[14]

（5）德国 DKFZ 和 HIT 的研究

LEM 1 和 LEM 4 的比较：在 LEM 中包括了 LEM 1、LEM 2、LEM 3 和 LEM 4 四个亚模型。那么通过这四个模型计算的生物剂量是否存在差别？德国 DKFZ 和 HIT 对这个问题进行了比较研究，比较了 LEM 1 和 LEM 4 之间的差别，使用颅底脊索瘤/软骨肉瘤碳离子放疗的计划进行，比较结果如表 4-7 和图 4-11 所示[15]。观察所有剂量体积直方图（dose volume histogram，DVH）的剂量参数，在 PTV1 和 PTV2 中 LEM 1 和 LEM 4 计算出来的剂量都不同，等剂量体积分布的形状也不相同。在小体积 CTV 病例中，LEM 1 和 LEM 4 剂量的差别比大体积 CTV 更大。PTV 的剂量覆盖在 LEM 1 计算的 DVH 中显示比较满意，而 LEM 4 计算的 PTV 剂量覆盖情况比较差。然而，究竟是 LEM 1 还是 LEM 4 计算正确地反映了碳离子真正的放射生物效应？目前还没有生物实验和临床资料来证实。

表 4-7　德国 DKFZ 和 HIT 颅底脊索瘤/软骨肉瘤碳离子放疗计划比较 LEM 1 和 LEM 4 计算的 PTV 的 DVH 各项剂量参数之间的差别[15]

| 剂量参数 | 平均剂量 Gy（RBE）（25%/75% 区间） | | | |
| | PTV1 | | PTV2 | |
	LEM 1	LEM 4	LEM 1	LEM 4
D_{max}	78.3(77.7/84.5)	108.2(104.2/118.4)	78.3(77.7/83.9)	106.5(101.8/116.7)
D_{min}	48.5(42.3/50.7)	46.7(38.3/49.0)	61.7(53.1/65.1)	57.2(52.1/62.3)
$D_{2\%}$	76.4(76.2/78.6)	94.1(89.5/103.4)	76.4(76.4/77.9)	92.4(88.6/102.7)
$D_{98\%}$	57.8(54.8/62.4)	60.6(55.8/63.6)	71.3(70.2/71.9)	66.9(64.8/74.4)
D_{median}	74.0(73.5/74.3)	75.0(73.3/82.3)	74.6(74.4/74.7)	75.5(73.8/83.6)
D_{mean}	72.5(71.4/73.6)	76.1(73.1/82.3)	74.3(74.2/77.4)	76.5(74.7/83.4)
EUD	73.1(72.3/74.1)	77.5(75.7/84.1)	74.8(74.7/75.2)	78.4(76.2/85.8)

注：中位数（25%/75% 分位数）。

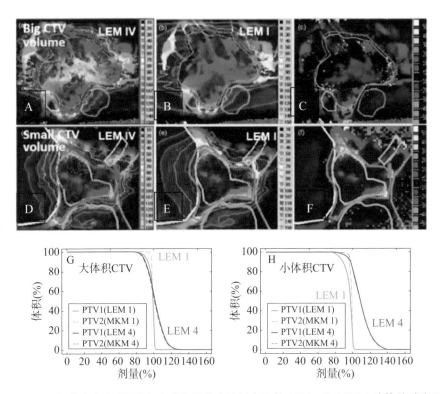

图 4-11　颅底脊索瘤/软骨肉瘤碳离子放疗计划中比较 LEM 1 和 LEM 4 计算的碳离子生物剂量分布的差别[15]

注：上面两行图是 CTV 的生物剂量分布。A、B、C 是大体积 CTV 靶区的剂量分布；A 是 LEM 1 的剂量分布；B 是 LEM 4 的剂量分布；C 是 LEM 1 和 LEM 4 的剂量之间的差别；D、E、F 是小体积 CTV 靶区的剂量分布；D 是 LEM 1 的剂量分布；E 是 LEM 4 的剂量分布；F 是 LEM 1 和 LEM 4 的剂量之间的差别。

4.4　临床碳离子放疗失败的教训

在碳离子放疗的临床实践早期，因为没有认识到上述生物模型的差别，在参考另外一个碳离子放疗中心的临床放疗剂量时，直接应用放疗的分割剂量和总剂量，最终会致肿瘤控制率下降。有以下临床失败的教训。

（1）意大利 CNAO 碳离子放疗脊索瘤报告[16]

CNAO 用碳离子放疗骶尾部脊索瘤 50 例。2011 年 NIRS 的 Imai 报告了碳离子放疗的 95 例骶尾部脊索瘤的疗效,使用 52.8～73.6 Gy(RBE)/16 次,中位剂量 70.4 Gy(RBE),获得 5 年总生存率 86%,5 年局部控制率 88%[17]。日本另一个多中心回顾分析碳离子放疗骶骨部脊索瘤的疗效,共包含 219 例。碳离子照射的剂量是 67.2 Gy(RBE)/16 次,5 年肿瘤控制率是 72%[18]。鉴于日本发表了非常好的疗效报告,CNAO 使用了和日本 NIRS 放疗中比较高的处方剂量——70.4 Gy(RBE)/16 次或 73.6 Gy(RBE)/16 次(每周照射 4 次)。然而,当时他们没有注意到,日本的这个剂量是使用 mMKM 的 TPS 来计算的,而 CNAO 使用的是 LEM 的 TPS 来计算的。这 50 例骶尾部脊索瘤患者在碳离子放疗后的随访中有 26 例出现肿瘤局部复发,局部肿瘤控制率为 48%(24/50)。该局部肿瘤控制率明显差于日本的报告。发现问题后,CNAO 寻找了失败的原因,他们先用 LEM 模型的 TPS 设计了一个骶尾部脊索瘤碳离子放疗计划,然后用 mMKM 模型的 TPS 对上述计划进行重新计算。在经过重新计算后,把 LEM 模型计算的靶区剂量(CTV)的 DVH 与 MKM 模型计算的 CTV 的 DVH 进行比较。结果显示,与 mMKM 模型的 CTV 的 DVH 相比,LEM 模型计算的 CTV 剂量明显小,$D_{MKM}/50\%$ 下降 10%,$D_{MKM}/95\%$ 下降 18%。CNAO 实际使用的处方剂量的生物效应比 NIRS 剂量的生物效应低 6%～7%。所以 CNAO 失败的原因可能是:虽然 CNAO 使用了和日本相同的碳离子处方剂量,然而这个处方剂量实际的生物效应低于日本碳离子放疗的生物效应。

(2) 意大利 CNAO 用碳离子放疗头颈部腺样囊性癌的报告[19]

日本 NIRS 碳离子放疗头颈部腺样囊性癌(ACC)的剂量是 57.6～64 GyE/16 次,4 周(MKM 模型)。放疗后的 2 年局部肿瘤控制率是:57.6 GyE,85%;64 GyE,95%。CNAO 使用了比 NIRS 略微高的碳离子放疗剂量:68.8 GyE/16 次(LEM 模型),但是 2 年局部肿瘤控制率是 70%,其疗效差于 NIRS。进一步的分析把 CNAO 的 LEM 模型碳离子 68.8 GyE 通过 CF 转换为 NIRS 的 MKM 模型剂量,CNAO 的 68.8 GyE 相当于 NIRS 的 57.9 GyE。这也能解释 CNAO 疗效差的原因。上述来自临床失败的教训证实:在 LEM 的 TPS 上和在 MKM 的 TPS 上处方相同的肿瘤照射剂量,其生物效应是不相同的。再次从临床上证实了本章 4.3 节(生物物理模型中存在的缺陷和问题)中显示的两类生物模型的比较结果,即相同的碳离子物理剂量通过 LEM 的 TPS 和 MKM 的 TPS 计算出来的生物剂量不一定是相同的。换言之,由不同生物模型计算出来的相同的生物剂量,其实际的生物效应可以是不同的。

(3) 德国 HIT 碳离子放疗局限期前列腺癌的报告[20]

HIT 使用的是 LEM 1 模型的 TPS。2012 年时,他们用碳离子射线治疗局限期前列腺癌,当时 NIRS 报告的碳离子放疗的根治剂量 3.3 Gy (RBE)/次,共照射 20 次,总剂量 66 Gy(RBE)。根据日本的报告,5 年无肿瘤进展生存率是 89%~92%。HIT 直接引用了 NIRS 的分割剂量和总剂量,共治疗了 45 例患者。同期他们还用质子放疗了 46 例局限期前列腺癌,使用同样的质子放疗剂量:3.3 Gy(RBE)/次,共照射 20 次,总剂量 66 Gy (RBE)。最终的生存情况是:质子放疗的 5 年无进展生存率是 90%,而碳离子放疗是 50%。碳离子放疗的疗效显著差于日本的结果。该临床实践表明:LEM 1 模型显著高估了碳离子的放射生物效应,而实际给予碳离子剂量的生物效应低于日本 MKM 模型计算出来生物剂量的生物效应。该作者进一步进行了不同生物模型计算生物剂量的比较(LEM 1 和 LEM 4)研究,并改变了生物模型中最主要生物学参数,即 α/β 值,测试了 α/β 值 2 Gy、3 Gy、4 Gy、5 Gy 时计算出来的碳离子生物剂量。HIT 碳离子放疗的剂量是:3.3 Gy(RBE)/次,照射 20 次,总剂量 66 Gy(RBE)方案。该照射方案是通过 LEM 1 模型($\alpha/\beta=2$ Gy)计算的,给予碳离子 66 Gy 生物剂量的碳离子物理(吸收)剂量是 21.97 Gy。把 21.97 Gy 物理剂量通过 LEM 1 和 LEM 4 模型计算,并在模型中使用不同的 α/β 值(2~5 Gy)。最终获得的碳离子生物剂量是不同的(表 4-8),从 41.87 Gy(RBE)到 66.01 Gy(RBE)。他们估计,使用 LEM 1 模型,如果设 $a/\beta=4$ Gy,可能计算出来的生物剂量更接近 X 线的放射剂量。HIT 的这个研究证实:①相同的碳离子射线的物理剂量,通过不同放射生物学模型或相同放射生物学模型、不同的生物学参数,最后计算出来的放射生物剂量是不相同的;②当某个碳离子放疗中心参考其他中心的放疗临床剂量时,必须注意他们使用的放射生物学模型,如果忽视这一点,直接使用其放射分割剂量和总剂量,就可能产生不同的临床治疗结果。

表 4-8　碳离子物理（吸收）剂量 21.97 Gy 通过 LEM 1 和 LEM 4 模型以及模型中不同的 α/β 值计算后的生物剂量

模型	平均物理剂量（Gy）*	α/β 值（Gy）	平均生物剂量（Gy）（RBE）	分割剂量（生物剂量）Gy（RBE）/次	EQD2（Gy）
LEM 1	21.97	2	66.01	3.0	87.46
	21.97	3	61.07	2.8	76.95
	21.97	4	56.95	2.6	69.29
	21.97	5	53.33	2.4	63.23
LEM 4	21.97	2	49.93	2.3	66.16
	21.97	3	46.65	2.1	58.78
	21.97	4	44.07	2.0	53.62
	21.97	5	41.87	1.9	49.65

注：EQD2，相当于 2 Gy/次照射时的总剂量。

* 平均物理（吸收）剂量：LEM 1 模型（α/β＝2 Gy）计算的碳离子剂量 3.3 Gy（RBE）/次，照射 20 次，总剂量 66 Gy（RBE）方案的碳离子吸收（物理）剂量。

4.5　碳离子放疗中不同生物物理模型对肿瘤靶区周围正常组织和器官（OAR）的耐受剂量计算的影响

如同 4.3 小节所述，对肿瘤靶区相同的碳离子放射物理（吸收）剂量通过不同生物物理模型计算出来的生物剂量并不相同。推测不同碳离子放射生物模型对 OAR 限制剂量的估算也是不同的。在对碳离子放疗中累及的直肠、脑干和视神经的放射生物剂量的对比研究中发现了同样的现象，在临床碳离子放疗中必须认识到这个问题。

（1）直肠的碳离子放射耐受剂量

1）SPHIC 的王巍伟等的研究[21]：他们用 RayStation TPS 对前列腺癌碳离子放疗计划中直肠的放射剂量在 LEM 和 MKM 之间的差别进行了研究，研究的对象是在 SPHIC 用碳离子放疗的 40 例前列腺癌，使用每周 5 次照射、共照射 12 次或 16 次的方案。日本 NIRS 用 MKM 进行放疗计划时，碳离子 12 次或 16 次照射前列腺癌的直肠限制剂量是：$D_{20\%} \leqslant 28.8$ Gy

(RBE)，$D_{10\%} \leqslant 46.4\,Gy(RBE)$，$D_{5\%} \leqslant 56\,Gy(RBE)$，$D_{1\%} \leqslant 60.8\,Gy(RBE)$。用 MKM 和 LEM 剂量差别的 CF（表 4 - 4），把 MKM 的直肠限制剂量转换为 LEM 的碳离子 12 次或 16 次照射前列腺癌的直肠限制剂量，分别是：$D_{20\%} \leqslant 43.13\,Gy(RBE)$，$D_{10\%} \leqslant 58.48\,Gy(RBE)$，$D_{5\%} \leqslant 65.11\,Gy(RBE)$，$D_{1\%} \leqslant 68.33\,Gy(RBE)$。然而在 SPHIC 实际临床前列腺碳离子放疗中，为了安全起见，SPHIC 仍然使用 NIRS MKM 的直肠限制剂量。40 例前列腺癌患者中，32 例的直肠剂量在 NIRS MKM 的直肠限制剂量之内，有 8 例的直肠剂量超过了 MKM 的直肠限制剂量，但是仍然在转换后的 LEM 直肠限制剂量之内。这 40 例前列腺癌患者随访中没有发现发生直肠 $\geqslant$2 度反应的病例，提示使用 LEM 的碳离子放疗中心可以考虑把 MKM 的直肠限制剂量转换为 LEM 的限制剂量，然而临床上必须非常谨慎地进行。

2）CNAO 的 Choi 等对直肠的放射耐受剂量的研究[22]：Choi 使用了碳离子放疗的前列腺癌 22 例和骶前脊索瘤 41 例放疗计划来进行研究。CNAO 的碳离子放疗 TPS 生物物理模型是 LEM。他们比较了 LEM 的肿瘤（CTV）和直肠的剂量。图 4 - 12 是他们的比较结果。在前列腺癌和骶椎前脊索瘤 CTV 的 DVH 中，LEM 和 MKM 计划的 CTV 碳离子剂量绝对值都不一样，LEM 计算的 CTV 的生物剂量比 MKM 要大。而直肠剂量的 DVH 形状也略有改变，直肠的生物剂量在 LEM 中比 MKM 的大。作者最后总结了碳离子 16 次照射时，LEM 计算的直肠放射限制剂量为：$D_{10cc} <$ $54\,Gy(RBE)$［10cc 的直肠体积能耐受的剂量$<54\,Gy(RBE)$］；$D_{5cc} < 61\,Gy$ (RBE)；$D_{1cc} < 66\,Gy(RBE)$。而 MKM 计算的碳离子 16 次照射的直肠耐受剂量是：$D_{10cc} < 39.9\,Gy(RBE)$；$D_{5cc} < 49.84\,Gy(RBE)$；$D_{1cc} < 57.31\,Gy$ (RBE)。目前碳离子放疗的临床经验主要来自日本，包括控制肿瘤所需要的碳离子剂量和 OAR 的放射耐受剂量。然而，他们使用 MKM，而欧洲和 SPHIC 使用 LEM，当参考日本 MKM 的碳离子放疗分割剂量、分割总次数和照射总疗程，但使用 LEM 的 TPS 进行放疗计划时，必须考虑 MKM 和 LEM 计算剂量的差别，建议对肿瘤剂量的使用 CF 进行转换。然而，对于 OAR 的剂量限制，多数 LEM 中心从放疗的安全角度出发，仍然使用 MKM 的 OAR 限制剂量。但是这种方法存在一些问题，即有时为了满足 OAR 的剂量限制，限制了对肿瘤剂量的提高，使得对肿瘤的放射剂量不足。所以

CNAO 提高了碳离子放疗骶前脊索瘤时直肠的放射限制剂量（表 4 - 9 中的"新剂量"），但是还没有提高到用 CF 转换后的剂量，表明 CNAO 比较保守的态度。

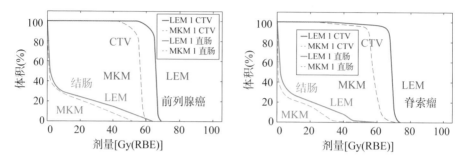

图 4 - 12　CNAO(LEM)碳离子放射前列腺癌和骶椎前脊索瘤计划中临床靶区(CTV)和直肠的剂量体积直方图(DVH)[22]

表 4 - 9　CNAO 骶前脊索瘤碳离子放疗中直肠的放射限制剂量

直肠体积	老剂量 Gy(RBE)	从 MKM 完全转换的剂量 Gy(RBE)	新剂量 Gy(RBE)
1 mL	<61	<67	<66
5 mL	<56	<64	<61
10 mL	—	—	<54

(2) 脑干的碳离子放射耐受剂量

CNAO 的 Dale 对脑干的碳离子放疗中的耐受剂量进行了研究[23]。Dale 等收集了 CNAO 用碳离子放疗的 30 例头颈部肿瘤，肿瘤均靠近脑干，碳离子放疗肿瘤剂量为 4.3～4.8 Gy(RBE)/次，16 次，4 次/周。脑干的耐受剂量使用了日本 MKM 计算的剂量：$D_{1\%}<30$ Gy(RBE)，或 $D_{0.7cc}<30$ Gy(RBE)和 $D_{0.1cc}<40$ Gy(RBE)。他们用 LEM 1 的 TPS 进行放疗计划设计，然后再用日本 MKM 的 TPS 重新计算，获得两个脑干的生物剂量，然后用正常组织并发症发生概率公式(NTCP)预测脑干损伤发生的概率[LKB method：$n=0.08$，$m=0.08$，$TD_{50}=32.4$ Gy(RBE)]。图 4 - 13 是一例颅底肿瘤的碳离子放疗计划，图 A 是 LEM 计算的生物剂量分布图，图 A′是转换成 MKM 的生物剂量分布图。通过剂量比较可以发现剂量分布的形状发生

了改变,低剂量区域的形状改变尤其明显。30 例患者的脑干剂量的 DVH 图显示 $D_{1\%}<30\,Gy(RBE)$。这 30 例的脑干剂量均小于日本 MKM 的耐受量:$D_{1\%}<30\,Gy(RBE)$ 或 $D_{0.7\,cc}<30\,Gy(RBE)$ 和 $D_{0.1\,cc}<40\,Gy(RBE)$。使用 NTCP 模型预测发生脑干损伤的概率是 2%。这 30 例患者的临床随诊也没有发现发生脑干损伤。该研究表明:CNAO 目前在临床使用的脑干碳离子放疗耐受剂量(16 次照射)(源自 MKM)——$D_{1\%}<30\,Gy(RBE)$ 或 $D_{0.7\,cc}<30\,Gy(RBE)$ 和 $D_{0.1\,cc}\leqslant40\,Gy(RBE)$ 是正确的。把它们转换为 LEM 后是:$D_{0.7\,cc}<41\,Gy(RBE)[95\%CI,38\sim44\,Gy(RBE)]$ 和 $D_{0.1\,cc}<49\,Gy(RBE)[95\%CI,46\sim52\,Gy(RBE)]$。CNAO 最后决定使用 95% 可行限的最小剂量作为他们新的脑干碳离子放射限制剂量,即 $D_{1\%}\leqslant38\,Gy(RBE)$ 和 $D_{0.7\,cc}<38\,Gy(RBE)$,$D_{0.1\,cc}<46\,Gy(RBE)$。对图 4 - 13 的病例使用这个新的脑干剂量限制重新进行放疗计划计算,剂量分布见图 4 - 13 的 B 和 B′,可以注意到:靠近脑干区肿瘤靶区的高剂量覆盖改善。同时这个研究从另一方面证明了脑干碳离子放疗的两个模型的转换方法是正确的。

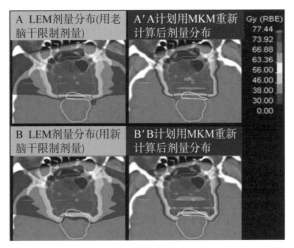

图 4 - 13　CNAO 的 1 例颅底肿瘤的碳离子放疗计划[23]

注:图 A 和图 B 是 LEM 1 模型计算的生物剂量分布图;图 A′ 和 B′ 是用 MKM 重计算后的生物剂量分布图。

(3) 视神经的碳离子放射耐受剂量

该研究由 CNAO 的 Molinelli 等进行[24]。他们选择在 CNAO 用 LEM

的 TPS 进行碳离子放疗的头颈部腺样囊性癌（ACC）78 例，用了 NIRS 的 MKM 放疗的肿瘤处方剂量：57.6～64 Gy（RBE），分 16 次照射。但是他们把上述剂量按照肿瘤靶区的 CF 转变成 LEM 剂量：68.8 Gy（RBE），分 16 次照射。OAR 主要在视神经，采用了 NIRS 的视神经耐受剂量：$D_{1\%}<40$ Gy（RBE），$D_{20\%}<28$ Gy（RBE），未进行转换为 LEM 的剂量。把 78 例的 CTV 的 DVH 综合形成图 4-14。从图中可以看出 LEM 的肿瘤 CTV 剂量覆盖比较好，但经过 MKM 的 TPS 重新计算后，CTV 的剂量覆盖变得差了，特别是在低剂量领域。究其原因，可能是把 LEM 的剂量转换成 MKM 剂量时，仅转换了靶区中心（GTV）的剂量，即从 MKM 剂量 57.6～64 Gy（RBE）转到 LEM 的剂量 68.8 Gy（RBE），但是 CTV 的剂量比 GTV 更低，其 CF 应该更大，然而还是用较小的 CF，导致肿瘤 CTV 靶区剂量覆盖不佳。CTV 剂量降低有可能导致肿瘤不能控制。

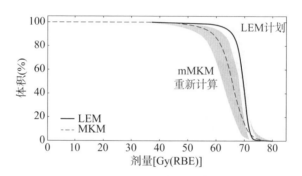

图 4-14　78 例头颈部腺样囊性癌碳离子放疗 CTV 的 DVH 比较[24]
注：实线表示 LEM 的 DVH；虚线表示 MKM 重新计算后的 DVH。

　　作者分析了 1 例碳离子放疗后局部复发的病例（图 4-15）。该患者使用了碳离子 68.8 Gy（RBE）（CTV）的照射剂量。图 4-15A 显示了 LEM 的剂量分布图在 CTV 的覆盖情况，在视神经处的剂量覆盖不够，其原因是视神经剂量被限制在了耐受剂量之内。然而，将该计划用 MKM 的 TPS 重新计算，得到的剂量分布图如图 4-15B 所示，视神经处的剂量降低得更明显。其原因是：用 LEM 的 TPS 计算，人为地把 CTV 处方剂量提高到 MKM 的剂量，但是 CTV 靶区周围的剂量比靶区中心的剂量更低，而其 CF 应该更大，但是 LEM 的 TPS 不具有 CF 的修改功能，从而导致视神经处的剂量更低。而此患者的肿瘤复发就在这个区域。从这个局部复发案例中得到的教训是:①使用肿瘤中心剂量的 CF 做放疗计划的设计,对肿瘤周边部分的剂量使用同样的 CF,会使 LEM 计划的肿瘤外周部分剂量变得比较低,有可能使得高剂量覆盖不足。其原因是肿瘤外周部分的分割剂量比肿瘤中心低,这部分肿瘤的 CF 应该是比肿瘤中心的 CF 更大。然而使用了统一的 CF,导致肿瘤外周部分肿瘤的剂量不足。②使用 LEM 的 TPS 做放疗计划,但使用 MKM 的 OAR 放疗限制剂量,不进行转换,则导致为了符合 MKM 的 OAR 剂量限制而使肿瘤的剂量下降或靶区剂量覆盖不佳的情况。在 CNAO 治疗的这 78 头颈部腺样囊性癌病例中,有 30 例发生了局部复发。仔细分析后发现:其中 19 例的复发归咎于为满足视神经的剂量限制而降低的肿瘤放射剂量。如何解决使用 LEM 的 TPS 来进行碳离子放疗而同时参考 MKM 获得靶区剂量和 OAR 剂量限制的问题? 有两条解决的途径。第一,如果参照 MKM 的临床碳离子放疗经验,使用 MKM 的靶区剂量和 OAR 的剂量限制,直接用 MKM 的 TPS 做放疗计划,并执行该放疗计划。第二,把 MKM 的靶区剂量和 OAR 限制剂量都转换为 LEM 的剂量。用 LEM 的 TPS 进行放疗计划,特别要注意肿瘤的低剂量区域,如 CTV 和 PTV 的剂量覆盖范围应该更大。最后把 LEM 的放疗计划用 MKM 的 TPS 重新计算,来验证低剂量区域的覆盖是否足够。CNAO 目前在碳离子放疗中,对视神经的剂量限制使用 NIRS 的 MKM 剂量,但是使用 CF 进行转换,把限制剂量提高到 $D_{1\%} \leqslant 45\,\mathrm{Gy(RBE)}$,$D_{20\%} < 37\,\mathrm{Gy(RBE)}$。

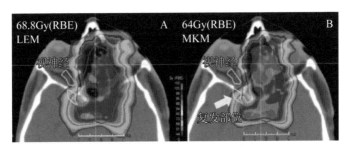

图 4-15 1 例头颈部腺样囊性癌碳离子放疗后局部复发患者的剂量分布图

注:A. LEM 的 TPS 计划的碳离子放疗剂量分布图;B. 经过 MKM 的 TPS 重新计算后的剂量分布图。

4.6 总结

(1) 哪一个碳离子生物物理模型更好

目前国际上常用的碳离子的生物物理模型主要是日本的 MKM 和德国的 LEM，它们都基于放射物理学和放射生物学的基础研究建立的，都已经在碳离子放疗的临床实践中治疗了大量的患者。虽然它们不完美，存在不同的问题和缺陷，但总体上也被验证了基本的疗效。MKM 基于 HSG 细胞实验的 $\alpha/\beta=5.6\,Gy$，所以可能估算 $\alpha/\beta=5.6\,Gy$ 的肿瘤和正常组织的放射生物学效应更接近 X 线的剂量，但是对于其他肿瘤和正常组织放射生物效应的估算可能不够准确。LEM 基于脊索瘤临床放疗资料估计的 $\alpha/\beta=2.0\,Gy$，所以对前列腺癌和后期反应组织的放射生物效应估算可能更准确地反映了与 X 线相当的生物学效应。这两个生物物理模型各有优缺点，到目前还不能够评判哪一个模型更好。

(2) 使用不同生物物理模型之间的转换因子必须注意的问题

如前所述，同样 LET 射线产生的相同碳离子物理剂量通过不同的生物物理模型计算后的生物剂量并不完全相同。所以在参考不同碳离子放疗中心的临床经验时，或者比较不同碳离子放疗中心的临床疗效时，必须首先关注该中心临床放疗中使用的放射生物物理模型。如果与自己中心的模型不同，在引用他人的肿瘤处方剂量（生物剂量）和 OAR 的剂量限制时，必须把剂量转换到自己中心的放射生物物理模型的剂量。目前已经发表的多个 MKM 和 LEM 的生物剂量比较研究都表明：当肿瘤分割照射的生物剂量在 5 Gy(RBE) 左右时，用产生这个生物剂量背后的物理剂量，通过 LEM 计算和 MKM 计算后获得的生物剂量均相当。当分割照射的生物剂量在 <5 Gy (RBE)时，这个物理剂量通过 LEM 计算的生物剂量比 MKM 计算的剂量大（以 MKM 剂量为参照，CF＞1）；或相同生物剂量时，LEM 计算获得的物理剂量要低于 MKM 计算获得的物理剂量；或 LEM 计算获得的 RBE 要大于

MKM 计算获得的 RBE。当分割剂量 >5 Gy(RBE) 时,LEM 计算的生物剂量小于 MKM 计算的剂量(CF<1);或相同生物剂量时,LEM 计算获得的物理剂量要高于 MKM 计算获得的物理剂量;或 LEM 计算获得 RBE 要小于 MKM 计算获得的 RBE。已经发表的 CF 可以作为临床碳离子放疗的参考。但是在应用这些 CF 时,必须注意影响 CF 值大小的因素,包括放疗的分割剂量、放射治疗计划的各项参数,包括肿瘤解剖位置、靶区体积和形状、放射野的布置、放疗计划 CT 的参数、碳离子放疗剂量给予的技术等。只有当治疗同一个肿瘤,用同样的放疗设计计划时,才能直接引用 CF。尤其是参考的 CF 是来自不同的肿瘤放疗计划时,上述因素会影响 CF 值的大小,临床应用时必须十分谨慎。

使用两个生物模型相互转换的 CF 值时,还有一个重要的问题必须注意,就是 CF 值的大小与照射的剂量相关。一般而言,靶区中央的照射剂量比较高,靶区周边的剂量比较低。由于剂量差异,这两个区域的 CF 值是不一样的。放疗计划设计时经常使用一个 CF 值,即肿瘤 GTV 处方剂量的 CF 进行治疗计划设计,这可能存在一些问题。如表 4-6 所示,把 MKM 模型的剂量转换为 LEM 模型时,使用 GTV 的 CF 来转换,因此 CF 是 1.17,MKM 的 54.72 Gy(RBE),转换为 LEM 的 64.11 Gy(RBE)。然而,PTV 的剂量更低,仅为 28.8 Gy(RBE)。如果对 PTV 的转换仍然使用 CF 为 1.17 的话,那么 LEM 的 PTV 剂量就是 33.7 Gy(RBE),而不是本应该的 43.72 Gy(RBE)。这就导致肿瘤周边区域的剂量不足。解决这个问题的方法有如下三种:①对肿瘤靶区的不同部位使用不同的 CF 值。②用 LEM 模型 TPS 进行放疗计划设计,使用统一的靶区中央的 CF 值 1.17。完成计划后用 MKM 模型 TPS 进行重新计算,特别观察低剂量照射区域的覆盖情况,然后对 LEM 模型计划进行必要的剂量调整。③直接使用 MKM 的 TPS 进行放疗计划设计,然后使用 LEM 模型的 TPS 进行重新计算。而后执行这个放疗计划。然而,仍然需注意的是,LEM 优化用 MKM 重计算的剂量与 MKM 优化用 LEM 重计算的剂量仍存在细微差异。总体而言,由 LEM 优化计算出的转换因子大于 MKM 优化计算出的转换因子,其原因是 LEM 优化产生的射线 LET 低于 MKM 优化产生的射线 LET。

(3) 进行碳离子射线放疗临床实践的建议

虽然重离子放疗从基础研究开始已经有半个世纪的历史,但是临床较大规模地开展碳离子放疗是在 1994 年后,至今才不到 30 年的历史,而且主要是在日本 NIRS/QST 进行。由于重离子放疗设备的投入和运营成本极其高昂,到 2024 年 6 月,全球只有 15 家重离子中心或质子重离子放疗中心,全球累计使用重离子(碳离子)放疗的患者仅 5 万余例,其中近 4 万例是由日本的重离子中心治疗的。因此日本碳离子放疗的经验极其珍贵。在日本碳离子放疗的初期,没有任何临床放疗的经验,相信他们一定经历了临床上反复的尝试—失败—再尝试—再失败直至成功的历程,积累了相对丰富的临床放疗经验。他们的经验是国际重离子放疗界主要的参考资料,其临床使用的碳离子对不同类型肿瘤的放疗分割方法、放疗次数、放疗总剂量、放疗总疗程以及对 OAR 的剂量限制等可以为其他重离子放疗中心所用。然而,必须认识到日本重离子中心都使用日本的生物物理模型(MBM、mMKM 和 MKM)的 TPS 进行放疗计划并执行放疗计划。如果使用与日本相同的 TPS 进行碳离子放疗,可以直接照搬日本的临床经验。然而,对于欧洲和上海以及使用不同于日本生物物理模型的中心必须认识到:不同生物物理模型计算的碳离子放疗剂量的放射生物效应并不等同。所以,不能够直接把日本的碳离子放疗临床剂量应用于 LEM 中心的患者。若直接应用,有可能导致肿瘤控制率的下降,或正常组织放射损伤的增加。NIRS 碳离子放疗局限期前列腺癌的临床经验是:3.6 Gy(RBE)/次,照射 16 次,总剂量 57.6 Gy(RBE)。用这个剂量治疗,患者的 5 年无生化复发率在 90% 以上。在 2016 年 SPHIC 刚刚开始进行碳离子临床放疗时,国际上没有任何一个使用 LEM 的碳离子放疗中心有治疗前列腺癌成功的临床经验。对 MKM 和 LEM 的剂量比较研究也只有 1 个。SHPIC 首先进行了 MKM 和 LEM 模型的比较研究,获得两者剂量互相转换的 CF。把 NIRS 的上述碳离子放疗剂量转换到 SPHIC LEM 的剂量是:4.1 Gy(RBE)/次,照射 16 次。这种转换方法是否正确,还需在临床实践中得到证实。为此,SPHIC 进行了碳离子放疗局限期前列腺癌的剂量递增试验,起始剂量是 3.7 Gy(RBE)/次,16 次照射,然后是 3.8 Gy(RBE)/次,16 次照射;逐步递增到 4.1 Gy(RBE)/次,16 次照射;

临床试验的初步结果显示：生化复发率在 3.7 Gy(RBE)/次的组比较高，随着剂量提高，生化复发率下降，当剂量增加到 3.9 Gy(RBE)/次后复发率明显下降。这个临床初步结果表明用 CF 把 MKM 生物剂量转换到 LEM 的方法在前列腺癌碳离子放疗中是正确的。所以，强烈建议在参考日本临床经验前，先进行自己使用的生物物理模型和日本模型的对比研究，获得两者生物剂量之间的 CF，对肿瘤照射的处方剂量和 OAR 限制剂量都进行转换，再实施放疗计划。然而，比较稳妥和安全的方法是再次进行"剂量递增试验"，即初始剂量和最大剂量选择在转换后的肿瘤处方剂量的附近，从而获得本中心碳离子放疗某个肿瘤合适的处方剂量。有条件的话，建议用 LEM 的 TPS 碳离子放疗计划经过 MKM TPS 重新计算，观察靶区的覆盖程度，以避免在低剂量区域的剂量不足。对于 OAR 的限制剂量，也建议进行转换，然而安全的方法是在临床实践中更保守地使用，如同 CNAO 对脑干放射限制的耐受剂量一样(图 4 - 16)。

NIRS MKM的限量
$0.1 cm^3 < 40$ Gy(RBE)
$0.7 cm^3 < 30$ Gy(RBE)

⬇

转换成LEM
$0.1 cm^3 < 49$ Gy (RBE)[95%CI，46~52 Gy (RBE)]
$0.7 cm^3 < 41$ Gy (RBE)[95%CI，38~44 Gy (RBE)]

⬇

CNAO使用的新LEM的限量
$0.1 cm^3 < 46$ Gy(RBE)
$0.7 cm^3 < 38$ Gy(RBE)

图 4 - 16 CNAO 使用的碳离子放疗中脑干限制剂量的决定步骤

—— 参考文献 ——

[1] YAGI M, TAKAHASHI Y, MINAMI K, et al. A consistent protocol reveals a large heterogeneity in the biological effectiveness of proton and carbon-ion beams for various sarcoma and normal-tissue-derived cell lines [J]. Cancers, 2022, 14 (6):2009.

[2] KANAI T, FURUSAWA T, FUKUTSU K, et al. Irradiation of mixed beam and

design of spread-out Bragg peak for heavy-ion radiotherapy [J]. Radiat Res, 1979, 147(1):78-85.

[3] INANIWA T, FURUKAWA T, KASE Y, et al. Treatment planning for a scanned carbon beam with a modified microdosimetric kinetic model [J]. Phys Med Biol, 2010,55(22):6721-6737.

[4] SCHOLZ N, KRAFT G. Track structure and the calculation of biological effect of heavy charged particles [J]. Adv Space Res, 1996,18(1/2):5-14.

[5] ICRU. Report 93 [J]. Journal of the ICRU, 2016, 16(1-2):26.

[6] PAGANETTI H, BLAKELY E, CARABE-FERNANDES A, et al. Report of the AAPM TG-256 on the relative biological effectiveness of proton beams in radiation therapy [J]. Med Phys, 2019,46(3):1177-1183.

[7] ELSASSER T, WEYRATHER W K, FRIEDRICH T, et al. Quantification of the relative biological effectiveness for ion beam radiotherapy: direct experimental comparison of proton and carbon ion beams and a novel approach for treatment planning [J]. Int J Radiat Oncol Biol Phys, 2010,78(4):1177-1183.

[8] KARGER C P, GLOWA C, PESCHKE P, et al. The RBE in ion beam radiotherapy: in vivo studies and clinical application [J]. Zeitschrift für Medizinische Physik, 2021,31(2):105-121.

[9] HSI W C. Prescriptions dose scaling between MKM and LEM model for carbon-ion radiotherapy [D]. Unpublished data.

[10] FOSSATI P, MOLINELLI S, MATSUFUJI N, et al. Dose prescription in carbon ion radiotherapy: a planning study to compare NIRS and LEM approaches with a clinically-oriented strategy [J]. Phys Med Biol, 2012,57(21):7543-7554.

[11] STEINSTRSTER O, GRUN R, SCHOLZ U, et al. Mapping of RBE-weighted doses between HIMAC and LEM based treatment planning systems for carbon ion therapy [J]. Int J Radiat Oncol Biol Phys, 2012,84(3):854-860.

[12] 王巍伟. 碳离子放射治疗剂量学研究[D]. 复旦大学,2024:67-68.

[13] WANG W, HUANG Z, SHENG Y, et al. RBE-weighted dose conversions for carbon ion radiotherapy between microdosimetric kinetic model and local effect model for the targets and organs at risk in prostate carcinoma [J]. Radiother Oncol, 2020,144:30-36.

[14] ZHANG L, WANG W, HU J, et al. RBE-weighted dose conversions for patients with recurrent nasopharyngeal carcinoma receiving carbon-ion radiotherapy from the local effect model to the microdosimetric kinetic model [J]. Radiat Oncol, 2020, 15:277.

[15] GILLMANN C, JÄKEL O, KARGE C P, et al. RBE-weighted doses in target volumes of chordoma and chondrosarcoma patients treated with carbon ion radiotherapy: comparison of local effect models I and IV [J]. Radiother Oncol, 2019,141:234-238.

[16] MOLINELLI S, MAGRO G, MAIRANI A, et al. How LEM-based RBE and dose-averaged LET affected clinical outcome of sacral chordoma patients treated with carbon ion radiotherapy [J]. Radiother Oncol, 2021,163:209 - 214.

[17] IMAI R, KAMADA T, SUGAHARA S, et al. Carbon ion radiotherapy for sacral chordoma [J]. British Journal of Radiology, 2011,84(Spec No 1):S48 - S54.

[18] DEMIZU Y, IMAI R, KIYONARA H, et al. Carbon ion radiotherapy for sacral chordoma: a retrospective nationwide multi-centre study in Japan [J]. Radiother Oncol, 2021,154:1 - 5.

[19] ORECCHIA R. Presentation of proton and carbon ion irradiation in CNAO [C]// 2nd Shanghai International Symposium on Particle Therapy. Shanghai: [s. n.], 2018.

[20] EICHKORN T, KARGER C P, BRONS S, et al. Results of a prospective randomized trial on long-term effectiveness of protons and carbon ions in prostate cancer: LEM I and $\alpha/\beta = 2$ Gy overestimates the RBE [J]. Radiother Oncol, 2022, 173:223 - 230.

[21] WANG W W, LI P, SHENG Y, et al. Conversion and validation of rectal constraints for prostate carcinoma receiving hypofractionated carbon-ion radiotherapy with a local effect model [J]. Radiat Oncol, 2021,16(1):72.

[22] CHOI K, MOLINELLI S, RESSO S, et al. Rectum dose constraints for carbon ion therapy: Relative biological effectiveness model dependence in relation to clinical outcome [J]. Cancers, 2019,12(1):46.

[23] DALE J E, MOLINELLI J, VISCHIONI B, et al. Brainstem NTCP and dose constraints for carbon ion RT—application and translation from Japanese to European RBE-weighted dose [J]. Front Oncol, 2020,10:531344.

[24] MOLINELLI S, BONORA M, MAGRO G, et al. RBE-weighted dose in carbon ion therapy for ACC patients: impact of the RBE model translation on treatment outcomes [J]. Radiother Oncol, 2019,141:227 - 233.

第 5 章

碳离子射线的线性能量传递和
相对生物效应及氧增强比

在 X 线放疗中,其放射生物效应与射线的物理剂量(吸收剂量)直接相关。虽然在放疗中对不同部位的肿瘤使用不同能量的射线,如对浅表肿瘤使用低能电子射线,对头颈部肿瘤使用 6 MeV 的 X 线,对胸腹部肿瘤使用 10 MeV 的 X 线,但是放射生物学研究的结果显示,在常规使用的 X 线能量范围内,X 线的放射生物效应与其物理剂量相关,而与 X 线的能量大小无关。然而在重离子放射的放射物理学研究中发现,一个物理剂量可以由不同质量的重离子射线产生,重离子射线的质量即射线的线性能量传递(LET)。放射生物实验已经证实:不同 LET 的重离子射线产生的放射生物效应是不相同的。所以在重离子肿瘤的放射中,除了注意射线的物理剂量外,还必须注意产生这个物理剂量的碳离子射线的性质,即 LET。

 5.1 相对生物效应的值与碳离子射线的 LET 有关

细胞克隆形成实验表明,杀伤细胞的能力和碳离子射线的能量有关,图 5-1 显示的是碳离子照射 CHO-K1 细胞和 xrs-5 细胞(DNA 损伤修复缺陷细胞)后的细胞存活曲线。射线能量越大,杀伤细胞的效应越弱,266 MeV/u 碳离子射线杀伤细胞的效应与 X 线相似,而低 MeV 碳离子射线,如 5.4 MeV/u、11 MeV/u 和 18 MeV/u 的碳离子射线照射后的细胞生存曲线显示这些低能碳离子射线的细胞杀伤效应比 X 线和 266 MeV/u 碳离子射线要强。这个实验的结果表明,碳离子射线的放射生物效应强弱与射线的能量成反比,即射线能量越大,放射效应越弱。进一步的研究证明:碳离子射线的能量大小与碳离子的 LET 相关。碳离子射线的能量越大，LET 越小；而碳离子射线的能量越小，LET 越大。所以碳离子射线放射生物学效应的大小与碳离子射线的 LET 相关，即碳离子射线的 LET 越大（射线能量越小），放射生物效应越强；碳离子射线的 LET 越小（射线能量越大），放射生物效应越弱。xrs-5 细胞是一株 DNA 损伤修复缺陷的细胞。所以，不论用 X 线还是用不同能量的碳离子射线照射，细胞都被有效杀灭。

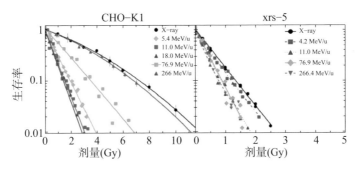

图 5-1　不同能量碳离子射线照射 CHO 细胞和 xrs-5 细胞后的细胞生存曲线[1]

碳离子射线杀灭细胞与射线的 LET 相关，但不是射线的 LET 越大 RBE 就越大。图 5-2 显示的是碳离子射线照射 V79、CHO-K1 和 xrs-5 细胞后的 RBE[1]。随着 LET 增大，RBE 增大，但是当 LET 到达 $100\sim200\,keV/\mu m$ 时，RBE 达到最大，在 $5\sim10$ 之间。当 LET 继续增大到 $>200\,keV/\mu m$ 时，RBE 反而下降。究其原因，是细胞被"过度杀灭"了。一般认为，DNA 的双链断裂才会导致细胞死亡。X 线的稀疏电离造成 DNA 的单链断裂，所以需要反复照射，最终才导致 DNA 单链断裂累积成双链断裂。$100\,keV/\mu m$ 的碳离子射线已经击中的 DNA 的双链，而更高 LET 的碳离子射线，如以 $200\,keV/\mu m$ 击中 DNA，造成 DNA 产生多处 DNA 双链断裂。细胞的 DNA 产生一处双链断裂即可导致细胞死亡，然而更大量的碳离子击中 DNA 产生多处双链断裂，其结果也是导致细胞死亡。由于使用了更大的碳离子射线剂量，使得 RBE 值反而下降。在上述细胞实验中，碳离子最大的 RBE 在 $5\sim10$ 之间。然而对于碳离子射线的 RBE 值，即使使用细胞克隆形成实验，RBE 也不是一个固定的值。影响 RBE 值大小的因子包括生物效应观察终点、不同的细胞系列、不同 LET 的碳离子射。碳离子的动物体内实验研究也表明:碳离子射线放射生物效应与射线的 LET 有关,LET 越大,RBE 越大。横纹肌肉瘤经碳离子射线 LET 12 keV/μm 照射时 RBE 为 1.3,而 LET 80 keV/μm 时,RBE 为 2.3。

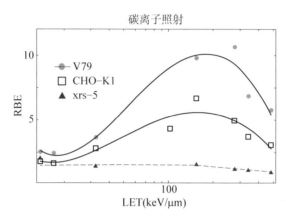

图 5 - 2 不同 LET 碳离子射线照射 V79 细胞、CHO 细胞和 xrs - 5 细胞后的 RBE[1]

　　碳离子射线进入介质后的物理剂量分布,起始部分是一个剂量坪区,然后出现 Bragg 峰的高剂量,然后剂量迅速跌落。不同能量碳离子射线的 Bragg 峰在介质中的深度是不一样的,射线的能量越高,Bragg 峰的位置越深。由于原始的 Bragg 峰非常窄,仅仅数个毫米,覆盖不了一个大肿瘤,必须把 Bragg 峰扩展,形成扩展的 Bragg 峰(SOBP)。放射生物学实验显示:在不同的深度 Bragg 峰,RBE 的值是不一样的。在 SOBP 内的不同位置,其 RBE 也不相同。如图 5 - 3 所示,SOBP 位于深度 6～10 cm 处,SOBP 的宽度是 4 cm。RBE 在 SOBP 的远端最大约 2.5,在 SOBP 的近端约 1.7。在 SOBP 的远端 RBE 最大,在 SOBP 的近端 RBE 最小。这是碳离子射线的 LET 大小决定的。在 SOBP 中远端的 LET 最大,而 SOBP 近端的 LET 最小。因为 SOBP 远端的剂量是由射线的 Bragg 峰剂量给予的,SOBP 其他部分的剂量是由一个 Bragg 峰剂量加上若干个射线的"坪区"剂量叠加而成的,而坪区剂量射线的 LET 比较低,所以"坪区"剂量"稀释"了该区域射线的 LET。所以导致从 SOBP 的近端到远端,射线的平均 LET 逐渐升高。LET 不相同导致了 RBE 从 SOBP 的近端到远端逐步升高。除此以外,SOBP 在介质内的不同深度以及 SOBP 被展宽的宽度不同,其相应的 RBE 也不相同。

图 5 - 4 显示的是 3 例脊索瘤,肿瘤位于皮下不同的深度,肿瘤的体积也不一样,所以 SOBP 的深度不一样,SOBP 的宽度也不一样,而 RBE 也不尽相同[2]。在 Bragg 峰剂量后,仍有一定的粒子射线剂量,被称作射线残留射程(residual range),这个射程非常短,但射线射程的距离与粒子射线的种类相关,质量越大离子射线的残留射程越大。图 5 - 5 显示的是质子、氦离子和碳离子的残余射程,大约为 1~1.2 mm。在这个区域内的 RBE 值,特别是在残留射程终点的 RBE 是比较高的。因此在临床粒子放疗中要注意 Bragg 峰后的残余剂量,在 Bragg 峰剂量的深部不应该存在 OAR,好在这个残余射程的距离很短。

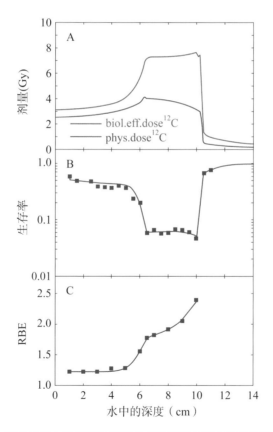

图 5 - 3　碳离子进入组织后的剂量分布和照射后的细胞生存率及 RBE[1]

注:RBE 和细胞生存率的计算基于 LEM 1 模型。A. 碳离子的物理剂量(蓝色)、生物剂量分布(粉色);B. 用 CHO 细胞的克隆形成测验测定的不同深度的细胞生存率;C. 比较物理剂量和生物剂量后获得的 RBE。

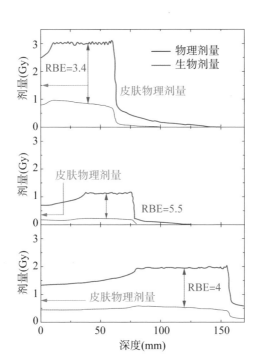

图 5‑4　3 例脊索瘤碳离子照射中 SOBP 的深度和宽度与 RBE 的值[2]

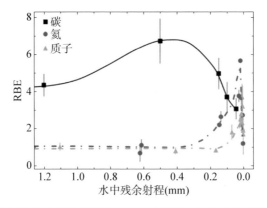

图 5‑5　碳离子、氦离子和质子在 Bragg 峰剂量深部的残余射程及其 RBE[1]
注:X 轴表示在水中的 Bragg 峰后的残余距离(mm);Y 轴表示 RBE 最大值。

5.2　氧增强比的值与碳离子射线的 LET 有关

X 线放疗中,杀伤细胞需要有氧的存在,因为 X 线产生的主要是射线的间接效应,即 X 线电离了水,继而产生了自由基——H⋅、OH⋅ 和 H_2O_2 等,这些自由基损伤了细胞。在 X 线电离水的时候,如果有氧的存在,就能产生更多量的自由基。然而当肿瘤处于乏氧环境时,甚至是无氧环境时,肿瘤细胞呈乏氧细胞,X 线的杀灭细胞效应就明显下降。而临床肿瘤中,由于肿瘤的血液供应不完善,当肿瘤离开血管>70 μm 时,或当肿瘤直径>200 μm 时,肿瘤中就会出现低氧或乏氧细胞。这些细胞对 X 线放射具有抵抗性,如图 5 - 6 的细胞生存曲线图所示[3],与富氧细胞相比,乏氧细胞生存曲线的“肩区”变宽,曲线的斜率变小,表明细胞的放射抵抗性增加。为评价乏氧或低氧细胞对放射的敏感性,引进了氧增强比(OER)指标。OER 是产生相同的放射生物效应,乏氧状态下所需剂量和富氧状态下所需剂量之比。这个实验中的 OER 为 2.8,即杀灭乏氧细胞所需剂量是杀灭富氧细胞的 2.8 倍。

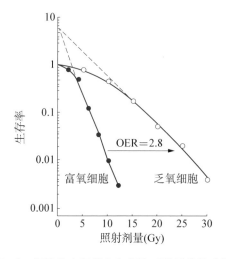

图 5 - 6　细胞的含氧状态和细胞对放射的敏感性[3]

碳离子射线对细胞的损伤主要来自射线的直接效应。因为碳离子的质量比较大,产生 DNA 的双链断裂占全部 DNA 损伤的 70% 以上,所以细胞杀伤效应较少依赖于氧的存在,因此碳离子杀伤乏氧细胞的能力比较强。图 5 - 7 是经 X 线和不同 LET 的碳离子射线照射后的细胞生存曲线[4],包括富氧或无氧培养的细胞。从图中可以看到,无氧细胞对 X 线照射是抵抗的。但是经过碳离子射线照射后,细胞生存曲线的“肩区”减小或消失,曲线的斜率增大,提示细胞的杀伤效应增加。OER 的大小与碳离子射线的 LET 有关,如图 5 - 8 所示[1],当射线的 LET 由 50 keV/μm 增大到 200 keV/μm 左右时,杀伤 V79 富氧细胞和乏氧细胞的效率提高,RBE 提高到 3.5～10。OER 也下降:在 LET 1～50 keV/μm 时 OER 为 3.1,当 LET 增加到

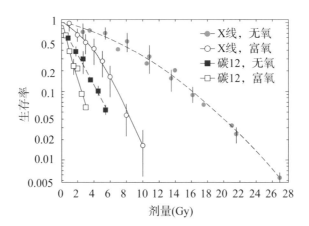

图 5 - 7　富氧和无氧培养 RAT - 1 细胞经 100 keV/μm 碳离子和 X 线照射后的生存曲线[4]

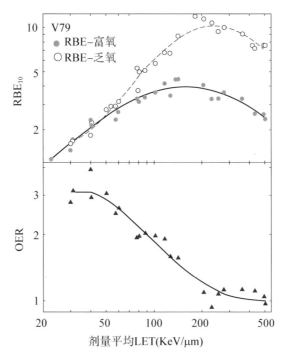

图 5 - 8　V79 细胞在富氧和乏氧条件下经过碳离子照射后的 RBE 和 OER[1]

$100 \, \text{keV}/\mu\text{m}$ 时 OER 是 1.8,但是 LET 到达 $200 \sim 500 \, \text{keV}/\mu\text{m}$ 时 OER 维持在 1.0。所以,在碳离子射线在克服乏氧细胞的放射抵抗性方面,可能 LET 在 $100 \sim 200 \, \text{keV}/\mu\text{m}$ 已经足够。

不同质量的重离子射线的 OER 情况如何呢? 图 5-9 显示了氦离子、碳离子和氖离子以及 X 线的细胞实验结果[5]:OER 与重离子射线的种类有差别,但主要因素还是射线的 LET。当射线的 LET 到达 $>100 \, \text{keV}/\mu\text{m}$ 时,OER 就明显下降到 1.5 左右。

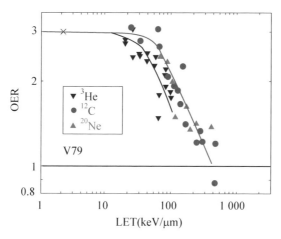

图 5-9　V79 细胞实验中不同的重离子射线照射时的 OER[5]
注:OER,生物效应观察终点是 10% 的细胞生存率。^{3}He,氦;^{12}C,碳;^{20}Ne,氖。

在讨论碳离子照射细胞的 OER 时,还必须注意细胞的乏氧程度。如图 5-10 所示[6],细胞在无氧条件下($PO_2 = 0\%$)最抗拒放射,当细胞的培养的氧浓度增加时,细胞对放射的敏感性增加。在 $PO_2 = 0.15\%$ 的氧条件下,随着射线 LET 的增加,细胞的杀伤增加。当细胞氧分压增加到 $PO_2 = 0.5\%$ 和 $PO_2 = 2\%$ 时,放射敏感性增加。图 5-11 总结了细胞在不同氧浓度培养条件下,使用不同 LET 的重离子照射后 OER 的变化。从图中可以看到:在无氧条件下($PO_2 = 0\%$)和乏氧条件下($PO_2 = 0.15\%$、0.5%、2%),经碳离子照射后 OER 都降低,质量更大的重离子如 ^{14}Na、^{16}O、^{28}Si,它们的 LET 都比较高,所以 OER 都比较低。

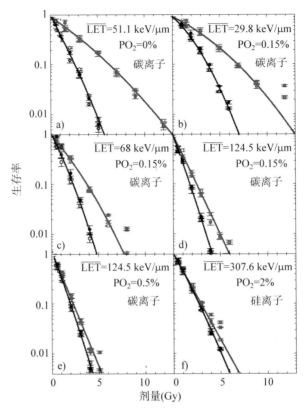

图5-10 CHO细胞在不同乏氧条件下受到不同LET碳离子射线或硅离子射线照射后的细胞生存曲线[6]

注:PO₂为氧浓度。黑色生存曲线为富氧细胞;红色生存曲线为不同程度的乏氧细胞。

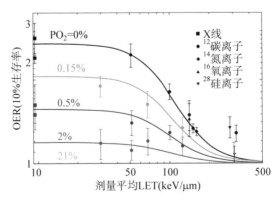

图5-11 不同乏氧条件培养的细胞用不同LET重离子射线照射后的OER[6]

注:点状表示是实验的结果;实线是OER模型的预测。黑色线和点:氧浓度0%(无氧);绿色线和点: 0.15%的氧浓度;蓝色线和点:0.5%的氧浓度;红色线和点:2%的氧浓度;棕色线和点:21%氧浓度。

如上所述,临床肿瘤放疗中,肿瘤细胞乏氧的情况普遍存在。乏氧细胞对 X 线的杀灭是有抵抗的,重离子射线照射能明显增强对乏氧肿瘤细胞的杀灭。降低乏氧肿瘤细胞放射抗性的方法即降低 OER 的途径,除了提高肿瘤的氧分压外,使用高 LET 的重离子射线照射是比较有效的方法。射线的 LET 越大,杀灭乏氧细胞的能力越强。当 LET 在 $100 \sim 200$ keV/μm 时,OER 降到 $1.0 \sim 1.5$。同时射线杀灭细胞的效应也增强,即 RBE 提高(图 5 - 12)[7]。重离子射线的 LET 与离子的质量有关,质量越大的重离子射线 LET 越高,OER 降得越低。因此使用比碳离子质量更大的重离子,如氖离子、硅离子、氧离子,它们的 LET 更高,就能更有效地降低 OER,更有效地杀灭乏氧肿瘤细胞。

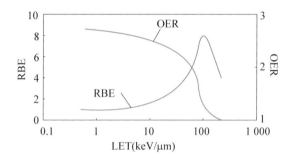

图 5 - 12　重离子放疗时射线的 LET 和 OER 及 RBE 的关系

 5.3 碳离子肿瘤放疗中射线 LET 重要性的临床证据

如 5.1、5.2 节所述,RBE 和 OER 都与重离子放射的射线 LET 相关,即射线 LET 越高,RBE 越大、OER 越低。所以从杀灭肿瘤的角度出发,要控制肿瘤必须使用高 LET 的重离子射线,特别对抗 X 线放疗的肿瘤,如乏氧的肿瘤。然而,上述结论都是基于细胞和动物研究的结果,还有一些问题尚待解答:在临床肿瘤碳离子放疗中是否也遵循这个规律?肿瘤的局部控制率是否与射线的 LET 有关?另外,对正常组织和器官的放射损伤是否也与射线 LET 有关?是否 LET 越高放射损伤就越大?

(1) 碳离子射线 LET 与肿瘤的局部控制有关

已经有临床碳离子放疗的临床研究表明,肿瘤的局部控制与照射的生物剂量有关,同时也与产生这个剂量的碳离子射线的 LET 有关。文献中有 4 篇这样的临床报告。

1) 碳离子放疗骶尾部脊索瘤 50 例分析[8]:这个临床研究由意大利 CNAO 报告,已经在第 4 章 4.4"(1)意大利 CNAO 碳离子放疗脊索瘤报告"中进行了阐述。他们用碳离子放疗 50 例骶尾部脊索瘤,使用日本 NIRS 放疗的处方剂量(mMKM 模型):70.4 Gy(RBE)/16 次或 73.6 Gy(RBE)/16 次(每周 4 次照射)。但是使用 LEM 模型的 TPS 计算计划,最终 50 例患者中有 26 例肿瘤复发,局部肿瘤控制率明显差于日本的结果。进一步的比较研究发现了其原因:NIRS 使用的生物模型是 mMMK 的 TPS,而 CNAO 使用的是 LET 模型的 TPS。CNAO 并没有把 NIRS 的剂量换算到 LEM 模型的剂量。CNAO 实际使用的处方剂量比 NIRS 的剂量低 6%～7%。这就是这 50 例骶尾部脊索肿瘤局部控制率差的主要原因。

然后 CNAO 对 50 例患者的剂量进行了深入研究。在 26 例局部复发的患者中,有 13 例复发在高剂量照射的范围内。把这 13 例复发患者照射的碳离子剂量与肿瘤控制的 24 例患者进行比较,CTV 中的 $D_{95\%}$、$D_{50\%}$ 和 $D_{2\%}$ 不论用 MKM 模型还是 LEM 模型计算的剂量比较,都没有明显的差别。进一步对产生这些碳离子剂量射线的 LET 分析发现:复发患者的碳离子射线 LET 显著低于肿瘤控制者(表 5 - 1)。GTV 中 $LET_{d/50\%}$(50% 的 GTV 体积接受的最低射线平均 LET)在肿瘤控制患者均高于肿瘤复发者,但是差别均没有显著意义($P > 0.05$)。其他指标:$V_{50\,keV/\mu m}$(接受 $> 50\,keV/\mu m$ 射线的体积百分比)和 $L_{1mL,(<keV/\mu m)}$(照射体积中接受的最高 LET)在肿瘤控制患者中也是大于肿瘤复发患者,但 P 值均 > 0.05。然而在 CTV_{HD} 中(CTV 的高剂量区),在肿瘤控制患者中的 $LET_{d/50\%}$($> 50\%$ 的 CTV 接受射线的 LET)均明显高于肿瘤复发患者,而且差别都有显著差异($P < 0.05$)。把上述 24 例肿瘤控制患者和 13 例肿瘤复发患者 CTV_{HD} 中的 LET 分布做成类似于 DVH 的体积 LET 直方图(图 5 - 13)。从图中可以看到:CTV 的高剂量区域中,碳离子射线的平均 LET(keV/μm)在肿瘤控制患者中高于复发患者的

数据。图 5-14 是 1 例典型的骶尾部脊索瘤的碳离子照射后复发患者的剂量分布及 LET 的分布图。从图中可以看到：LEM 模型 TPS 计算的剂量分布是令人满意的，100％的处方剂量覆盖了肿瘤 GTV，但是这个计划用 mMKM 模型 TPS 重新计算后，GTV 的剂量下降到处方剂量的 90％～95％，而 GTV 的中心，剂量下降到 80％～90％（图 5-14 的 A 和 B）。图 5-14C 是靶区的射线平均 LET，靶区周边的 LET 是 90％～100％，而靶区中央的 LET 下降到 50％～60％。这个平均 LET 的剂量分布图是碳离子多野放射的典型表现，即高 LET 的区域都分布在靶区的周围，而靶区中央的 LET 都明显降低。原因是：该放射计划使用多个相对的照射野，靶区周围的剂量由射线的 Bragg 峰给予，而靶区中央的剂量由一个 Bragg 峰加上若干个射线的"坪区"剂量叠加而成。Bragg 峰处剂量的 LET 最高，而"坪区"剂量的 LET 比较低，从而导致靶区周边剂量的平均 LET 高，而靶区中央剂量的射线 LET 低。肿瘤杀灭的生物效应与射线的 LET 有关，LET 越高 RBE 越大，所以，肿瘤复发的原因可以归于碳离子射线的 LET 低。

表 5-1　13 例骶尾部脊索瘤高剂量碳离子放疗后复发患者 CTV 接受的碳离子射线的 LET 和 24 例肿瘤控制患者碳离子射线的 LET 比较

靶区	放疗次数	高剂量复发病例(13 例)			肿瘤控制病例(24 例)		
		$V_{50\,keV/\mu m}$ (％)	$L_{1\,mL}$ (keV/μm)	LET$_{d/50\%}$ (keV/μm)	$V_{50\,keV/\mu m}$ (％)	$L_{1\,mL}$ (keV/μm)	LET$_{d/50\%}$ (keV/μm)
GTV	7 次	1.9±2.9	19.9±3.1	27.1±2.5	3.4±3.0	21.0±6.3	30.3±4.6
	9 次	0.6±0.9	16.3±1.5	23.3±3.3	2.9±3.0	18.6±6.1	27.3±5.1
	16 次	0.7±1.0	18.7±2.1	25.3±2.3	2.7±2.8	20.2±6.0	28.6±4.0
CTV 高剂量区	7 次	4.7±4.0	19.4±2.9	30.3±2.2$^{\#}$ $\#$ *vs* *, $P=0.02$	7.6±5.4	19.5±5.9	32.7±3.9*
	9 次	1.7±2.1 ($P=0.02$)	15.5±0.8	25.2±2.8$^{\#}$ $\#$ *vs* *, $P=0.01$	3.6±2.5	17.3±5.2	28.2±3.8*
	16 次	2.2±2.6	18.5±1.9	27.4±2.1$^{\#}$ $\#$ *vs* *, $P=0.00$	4.2±2.9	19.0±5.6	30.2±3.3*

注：表中 $\#$ 和 * 为比较之用。$V_{50\,keV/\mu m}$：接受 LET＞50 keV/μm 碳离子射线照射的体积％；$L_{1\,mL}$：靶区中受到碳离子射线的最大 LET(keV/μm)；LET$_{d/50\%}$(keV/μm)：照射体积中＞50％剂量的最低碳离子射线的 LET。

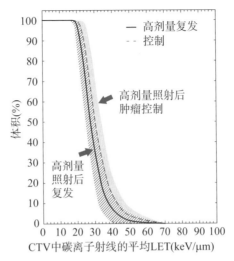

图 5-13 24 例骶尾部脊索瘤碳离子放疗后肿瘤控制患者和 13 例肿瘤复发患者 CTV 中的 LET 体积直方图

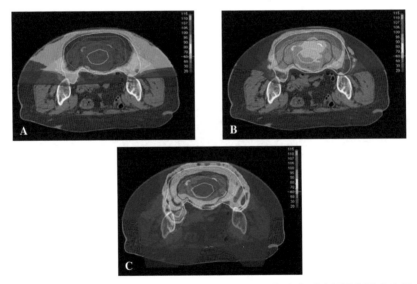

图 5-14 1 例骶尾部脊索瘤碳离子放疗后肿瘤局部复发典型病例的剂量分布图

注:A. LEM 模型 TPS 计算的剂量分布图;B. mMKM 模型 TPS 重新计算的剂量分布图;C. 碳离子射线平均 LET 的分布图。

从 CNAO 骶尾部脊索瘤碳离子放疗的临床经验中可以得出以下两个必须注意的要点。第一,NIRS 用 mMKM 模型的 TPS 计算,控制骶尾部脊索瘤有效的处方剂量是 70.4 Gy(RBE)或 79.6 Gy(RBE),分 16 次照射。5 年肿瘤局部控制率在 72%～88%。而 CNAO 使用 LEM 模型 TPS 进行放疗计划,使用了同样的处方剂量,事实上这个剂量比 NIRS 的剂量要低 5%～7%。最终肿瘤局部控制率是 48%(24/50),远差于 NIRS 的疗效,CNAO 肿瘤处方剂量的降低可能是局部复发率上升的主要原因。因此在参考 MKM 模型的剂量并使用在 LEM 模型时,必须注意两者的差别,使用转化因子。反之,从 LEM 模型 TPS 计算出的剂量用在 MKM 模型 TPS 时,也应注意这个问题(参考第 4 章的"生物学模型")。第二,碳离子放射生物效应的强弱与物理剂量相关,同时也与产生这些物理剂量的碳离子射线的 LET 相关,部分高剂量照射区的肿瘤复发可能归因于射线的 LET 比较低。因此要增强碳离子射线的放射生物效应,除了提高剂量以外,更要注意提高射线的 LET。初步的 LET 分析提示:要控制骶尾部脊索瘤所用的碳离子射线 LET 可能是:$LET_{d/50\%}$ 必须 $>28.2～32.7\,keV/\mu m$(7 次照射、9 次照射和 16 次照射)。

2) NIRS 对胰腺癌碳离子放疗的临床研究[9]:这个临床研究包括了 18 例局部晚期的胰腺癌,接受了碳离子放射剂量 55.2 Gy(RBE)/12 次[4.6 Gy(RBE)/次]。其中有 4 例发生了局部肿瘤复发。把没有局部复发的 14 例和发生局部复发的 4 例有关的临床参数和剂量参数进行单因素分析,仅发现:GTV 靶区碳离子射线最低 LET [dose-averaged LET min($keV/\mu m$)]与肿瘤的局部控制有关,即靶区内射线最低 LET $<44\,keV/\mu m$ 的患者发生局部复发可能性更大($P=0.036$)。

进一步的分析显示:肿瘤局部复发 4 例的 $GTV_{D98\%}$(98% 的 GTV 接受的最低剂量)和肿瘤局部控制的 14 例相比,没有显著差异($P=0.267$)(图 5 - 15B),但是局部复发患者碳离子射线的最低 LET 显著低于肿瘤没有复发的 14 例(图 5 - 15A,$40\,keV/\mu m$ 和 $44\,keV/\mu m$,$P=0.006$)。一例局部复发典型病例的剂量和 LET 分布图显示在图 5 - 16。从图中可以看到,"盒式"照射形成 GTV 内的剂量分布是理想的,90% 的等剂量线包括了 GTV(图 5 - 16A)。但是射线 LET 的分布就不够理想,高 LET($40～50\,keV/\mu m$)的区域位于 GTV 的周边,而 GTV 中心的 LET $<30\,keV/\mu m$(图 5 - 16B、C、D)。这个临床病例研究表明,局部晚期胰腺癌使用 4 野"盒式"照射,虽然 GTV 内碳离子的剂量分布是令人满意的,但是射线 LET 的分布却不好,高 LET 射线位于 GTV 的周边,而 GTV 的中央区域的射线 LET 反而低到

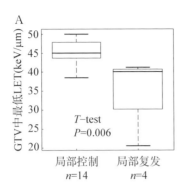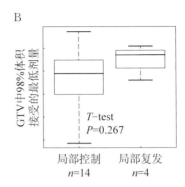

图5-15　14例局部晚期胰腺癌碳离子放疗后肿瘤控制的患者和4例肿瘤没有控制的患者 GTV$_{D98\%}$ 和 GTV 中碳离子射线最低 LET 的比较

注:A. GTV 中碳离子射线的最低 LET(KeV/um);B. GTV$_{D98\%}$ 表示 GTV 中 98% 体积接受的最低剂量。

$<30\,keV/\mu m$。一般而言,肿瘤周边的细胞是富氧的,中央部分是抗放射的乏氧细胞,而杀灭这些乏氧细胞需要高 LET 碳离子射线,因为 LET 越高,其 RBE 越大,OER 越小。这个研究发现:控制局部晚期胰腺癌需要碳离子射线的处方剂量更高,而且碳离子射线的 LET$>44\,keV/\mu m$。

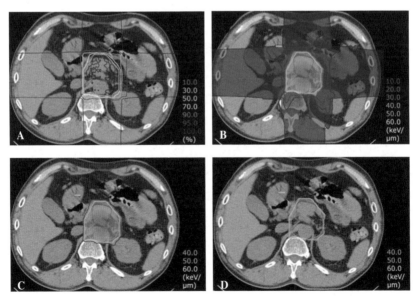

图5-16　1例典型胰腺癌碳离子放疗后局部复发患者的碳离子照射剂量和 LET 的分布图

注:A. 碳离子照射的剂量分布图;B. 碳离子射线平均 LET 的分布图;C. 碳离子射线 LET$>40\,keV/\mu m$ 的分布图;D. 碳离子射线 LET$>50\,keV/\mu m$ 的分布图。

3) 无法手术的骶尾部软骨肉瘤[10]：NIRS 报告了 30 例用碳离子放疗的 2 级软骨肉瘤，均为颈椎 2 以下的病灶，PTV 处方剂量为 70 Gy(RBE)/16 次。最终 19 例的肿瘤被控制，11 例发生局部复发，碳离子照射的计划是射线从背部射入，共 3 个放射野。图 5-17 是 1 例骶尾部软骨肉瘤碳离子放疗的射线 LET 分布图，PTV 远端的射线 LET＞100 keV/μm，到达 127 keV/μm，而 PTV 中心的射线 LET 为 37 keV/μm。碳离子射线 LET 在靶区中分布的特点是靶区周边的 LET 高、靶区中央的 LET 低。这个特点在深部肿瘤的放疗中，特别是大体积的肿瘤碳离子放疗中普遍存在。把肿瘤控制的 19 例和肿瘤复发的 11 例的 PTV 体积中 LET 的分布情况做比较分析，结果如图 5-18 所示，这是平均 LET 的体积直方图。肿瘤控制患者比肿瘤复发患

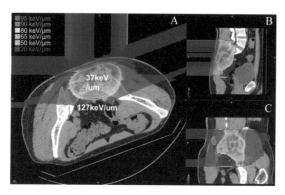

图 5-17　1 例骶尾部软骨肉瘤碳离子放疗的射线 LET 分布图

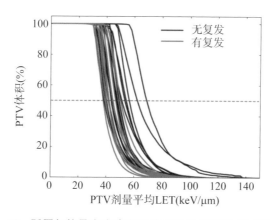

图 5-18　骶尾部软骨肉瘤碳离子放疗后肿瘤控制 19 例和肿瘤复发 11 例的 PTV 体积中 LET 体积直方图

者的 PTV 接受了更高 LET 碳离子射线的照射。如果以 50% PTV 接受的 LET 的值,肿瘤控制患者为 $38.5 \sim 70.6\,keV/\mu m$,而肿瘤复发者为 $37.8 \sim 46.8\,keV/\mu m$。对于 PTV 中最低 LET$>40\,keV/\mu m$ 的没有肿瘤复发的患者,提示要控制软骨肉瘤,PTV 中碳离子射线的 LET 必须$>40\,keV/\mu m$ 或者接受 LET$<50\,keV/\mu m$ 的 PTV 体积$<56\%$。

4) 局部晚期的非小细胞肺癌(non-small cell lung carcinoma, NSCLC):这个临床研究由上海市质子重离子医院的 Li 等进行[11]。他们对接受碳离子放疗(CIRT)的局部晚期 NSCLC 的临床放疗后肿瘤控制结果和他们接受的 CIRT 的放射剂量及其碳离子射线的 LET 进行了分析。共计 62 例连续治疗的患者。CIRT 的放疗剂量是 $77 \sim 83.6\,Gy(RBE)/22$ 次照射,4.4 周。随访结果发现 62 例中,局部肿瘤控制 46 例,局部肿瘤复发 16 例。分析肿瘤控制的 46 例和肿瘤局部复发的 16 例的肿瘤处方剂量,大体肿瘤体积(iGTV)的 $D_{95\%}$($>95\%$ 的 iGTV 接受的剂量)分别是 $77.3\,Gy(RBE)$ 和 $76.8\,Gy(RBE)$,两者之间没有显著差别($P=0.47$)。进一步比较了碳离子射线的 LET,结果发现:局部肿瘤复发组内 iGTV 的 LET_d 平均值为 $48.7\,keV/\mu m$,显著低于局部肿瘤控制组的 $53.2\,keV/\mu m$($P=0.015\,7$)。单因素分析显示:从 $LET_d30\%$[$>30\%$ 的 iGTV 所接受碳离子射线的 LET (keV/μm)]到 $LET_d98\%$,肿瘤复发组的 LET 射线的值都小于肿瘤控制组(P 值均<0.05)。iGTV 中接受碳离子射线的 LET$>40\,keV/\mu m$ 的体积(%)到 LET$>55\,keV/\mu m$ 的体积(%),肿瘤复发组的 LET 射线的值都小于肿瘤控制组(P 值均<0.05)。用 ROC 曲线分析显示:预测局部复发的最佳阈值是 iGTV 中 LET$\geqslant 40\,keV/\mu m$ 的体积(%)是 88%。简言之,要控制局部晚期 NSCLC,在 iGTV 中接受碳离子射线的 LET$\geqslant 40\,keV/\mu m$ 的体积比例必须$>88\%$。当然碳离子照射肿瘤的总剂量必须在 $77\,Gy(RBE)/22$ 次、4.4 周的前提下。图 5-19 是 SPHIC 一例典型的非小细胞肺癌 CIRT 放疗的剂量和碳离子射线的 LET 分布,碳离子的处方剂量是 $79.2\,Gy(RBE)$,iGTV 的剂量覆盖是令人满意的,但是碳离子射线 LET 的分布是不合理的,在靶区的射线方向的远端 LET 最高,生物效应最强,而肿瘤中心射线的 LET 低于远端。

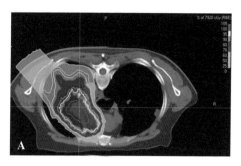
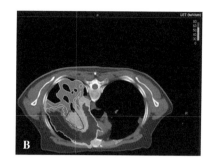

图5‑19　1例非小细胞肺癌CIRT放疗的剂量和碳离子射线的LET分布图

注：A.使用45°的射线，共3个放射野，从患者的背部打入，红色的线是iGTV，红色的区域是79.2 Gy（RBE）的范围；B.碳离子射线的LET分布，深蓝色的是 $60\,keV/\mu m$ 的分布。

上述4个临床资料的分析显示出，要控制肿瘤，除了碳离子照射的总剂量有关外，还与产生这些剂量的碳离子质量，即LET有关。LET越高的碳离子射线RBE越高、OER越低，因此杀灭肿瘤的效应越强。然而，控制骶尾部脊索瘤和软骨肉瘤到底需要多高的LET碳离子射线尚不明确，可能是 $LET_{d/50\%}$ 必须是大于 $28.2\sim32.7\,keV/\mu m$ 。控制局部晚期胰腺癌碳离子在GTV中射线最低LET可能需要 $\geq 44\,keV/\mu m$ 。控制软骨肉瘤可能需要碳离子射线的 $LET > 50\ keV/\mu m$ ，或PTV中接受碳离子射线 $LET > 50\,keV/\mu m$ 的体积比例 $>56\%$ 。控制局部晚期NSCLC，在iGTV中接受碳离子射线的 $LET \geq 40\,keV/\mu m$ 的体积比例必须 $>88\%$ 。然而上述研究来自4个临床资料分析，累计298例。患者样本量尚不够多，其结论是否正确反映了临床实际，还有待更大规模的临床实践来证实。然而，从重离子的放射生物学体外和体内实验研究的结果来看，控制对X线放射具有抗性的肿瘤，特别是乏氧肿瘤细胞需要高LET的碳离子射线的结论是可信的。因此，在碳离子放疗的临床实践中，在给予肿瘤足够高的剂量外，要尽可能提高射线的LET。一般而言，照射的体积越大，平均LET越低；照射体积越小，平均LET越高。所以对靶区体积内的小区域加量可能是提高射线LET的一个途径，即把更多的Bragg峰剂量沉积到肿瘤的中心，而不是用Bragg峰浅面的"坪区"剂量加量。关于这方面的剂量学研究已经在进行了，如MedAustron的Nachankar使用Bragg峰区剂量的加量照射，所谓的"Bragg峰远端的补量"（distal patching）[12]和上海市质子重离子医院的Wang使用同步加量照射技术(simultaneous intergraded boost, SIB)来提高肿瘤中心碳离子射线的LET[13]。更有效的途径是使用更大质量的重离子联合碳离子放疗,如氖离子、氧离子、硅离子等,这些射线的LET更高,RBE更大,OER更小,生物效应更强。但是它们的物理剂量分布不如碳离子,对肿瘤周围正常组织的损伤会增加,不适合单独使用。

(2) 碳离子射线 LET 与放射的毒副作用

在前一小节中已经提到碳离子射线的LET越高,对肿瘤杀伤的生物效应越强。然而,高LET射线对正常组织和细胞的损伤如何呢? 有两篇关于这方面的研究文献。

1) 碳离子放疗中射线的LET对直肠的放射损伤研究[14]:这个临床研究来自NIRS的Okonog等,他们分析了接受碳离子放疗的134例子宫癌病例。患者接受的碳离子放疗剂量是52.8～74.4 Gy(RBE),分20～24次照射。134例中有9例发生了≥3度直肠后期毒性(简称直肠毒性)。先进行了直肠生物剂量分析,比较未发生和发生直肠毒性患者直肠所受的剂量,发现发生直肠毒性患者的D_{2cc}(2cc直肠体积受到的剂量)和D_{5cc}(5cc直肠体积受到的剂量)比未发生患者明显高,差别有显著的统计学差异,P值分别为0.001和0.03。而一般认为直肠这样的串联器官放射耐受与其接受的最大剂量相关规律不同,直肠的最大剂量与发生直肠毒性无明显相关性。对D_{2cc}通过受试者工作特征曲线(ROC)分析,D_{2cc}的值是60.2 Gy(RBE),即直肠D_{2cc}>60.2 Gy(RBE),就可能发生直肠毒性。在134例中有35例直肠剂量D_{2cc}>60.2 Gy(RBE),其中7例发生了直肠毒性。进一步对直肠剂量的碳离子射线LET进行分析,没有发现射线最大LETd或平均LETd在两组患者中(发生直肠毒性和没有发生直肠毒性)有差别。这个研究的结论是:①直肠2cc体积碳离子剂量,即D_{2cc}>60.2 Gy(RBE)时,直肠毒性发生的概率明显增加,所以D_{2cc}<60.2 Gy(RBE)可以作为子宫癌碳离子放疗,总剂量为52.8～74.4 Gy(RBE),分20～24次照射时的耐受剂量;②在碳离子照射直肠时,当射线LET在30～60 keV/μm时,LET的高低与直肠毒性的发生没有明显关系。但是当碳离子射线LET>60 keV/μm时情况有待进一步研究。

2) 碳离子射线的 LET 与骶骨功能损害骨折的关系:这个临床资料分析由 NIRS 的 Mori 等发表[15]。他们分析了 101 例子宫癌碳离子放疗的临床资料,碳离子照射的剂量是 52.8~74.4 Gy(RBE),分 20~24 次照射,使用 mMKM 模型的 TPS 进行计划设计,毒副作用观察的指标是骶骨不完全骨折(sacrum,insufficiency fractures,SIF)。101 例患者中,82 例没有发生 SIF,19 例患者发生了 SIF。把这两组患者骨盆的剂量进行比较,在下述剂量参数比较中均显示发生 SIF 患者的参数都大于未发生 SIF 的患者($P<0.05$):V_{10Gy}(RBE)、V_{20Gy}(RBE)、V_{30Gy}(RBE)(接受 10 Gy、20 Gy 和 30 Gy 照射剂量的骶骨体积)、D_{RBE} 50%(50% 的骶骨接受的最低剂量)、D_{RBE5cc}、D_{RBE3cc}(5cc 或 3cc 骶骨接受的剂量)。但是碳离子射线在 LET 20~60 keV/μm 的范围内,LET 的大小与 SIF 不相关。

5.4　总结

1) 碳离子射线的生物学特征不同于 X 线。相同的碳离子物理剂量,可以由不同性质的碳离子射线产生,即射线不同的 LET 值。重离子的质量越大,射线的 LET 越高。细胞水平和动物水平的实验研究已经显示,不同 LET 重离子射线的放射生物效应是不一样的。射线的 LET 越高,RBE 越大,而 OER 越小。从更有效杀灭肿瘤的角度而言,需要用高 LET 的射线。

2) 要有效地杀灭肿瘤,必须给予足够高的生物剂量,同时这个剂量由高的 LET 射线产生。根据文献报告的临床经验,控制肿瘤建议使用的碳离子射线的 LET 是:骨和软组织肿瘤 LET>40(keV/μm),胰腺癌 LET>44(keV/μm),头颈部肿瘤 LET>45(keV/μm),软骨肉瘤,LET>50(keV/μm)。对于正常组织的碳离子射线,在注意碳离子射线的生物剂量外,把 LET 限制在:直肠,LET<30~60(keV/μm);视神经,LET<40~90(keV/μm)。

3) 一个理想的重离子射线放疗计划系统(TPS),应该包含影响放射生物效应的全部因子:物理剂量、射线的 LET、各类肿瘤的放射生物学特征的 α/β 值、肿瘤的增殖动力学、肿瘤固有的放射敏感性、正常组织和器官的放射生物学特征等。然而至今还没有如此完美的 TPS 问世。在目前已经使用重离子放疗的 TPS 中,包括日本的 MKM 和 LEM 生物模型,尽可能地包含了影响放射生物效应的物理和生物因子,是目前比较好的重离子放疗 TPS。但还是存在缺陷,比如对重离子射线 LET 放射生物效应的影响估计不足,当然还可能存在其他目前还没有意识到的缺陷。所以,在临床实践中,建议在设计患者的碳离子放疗计划时,在考虑肿瘤的生物剂量的同时,还需要注意产生这个生物剂量射线的 LET。对于正常组织和器官的碳离子放射耐受剂量,要把剂量限制在安全范围内,同时还要关注这些射线的 LET 分布。特别是目前的碳离子照射技术仍然使用多野照射技术,在肿瘤周边部位射线的 LET 最高,肿瘤中心射线的 LET 比较低,肿瘤周边的高 LET 区域正好毗邻正常组织和器官。如果存在剂量给予方面的不确定性,就有可能使这些高 LET 射线的区域累及正常组织和器官。因此必须减少和避免剂量给予的不确定性,保证正常组织和器官不会受到高 LET 射线剂量的照射。

—————— 参考文献 ——————

[1] KARGER C P, GLOWA C, PESCHKE P, et al. The RBE in ion beam radiotherapy: in vivo studies and clinical application [J] Z Med Phy, 2021, 31(2):105 - 121.

[2] KRAFT G. Tumor therapy with heavy ions: physical and biological basis, technical realization at GSI [R]. VTSI e V, 2007:34.

[3] JOINER M C, VAN DER KOGEL A J. Basic clinical radiobiology [M]. 5th ed. Boca Raton: CRC Press, 2019:189.

[4] TINGANELLI W, MA N Y, NEUBECK C V, et al. Influence of acute hypoxia and radiation quality on cell survival [J]. J Radiat Res, 2013, 54(Suppl.):i23 - i30.

[5] TSUJII H, KAMADA T, SHIRAI T, et al. Carbon-ion radiotherapy [M]. Tokyo: Springer, 2014:36.

[6] TINGANELLI W, DURANTE M, HIRAYAMA R, et al. Kill-painting of hypoxic tumors in charged particle therapy [J]. Sci Rep, 2015, 5:17016.

[7] HALL E J, GIACCIA A J. Radiobiology for the radiologist [M]. 8th ed. Devon: Wolters Kluwer, 2019:209.

[8] MOLINELLI S, MAGRO G, MAIRANI A, et al. How LEM-based RBE and dose-averaged LET affected clinical outcome of sacral chordoma patients treated with carbon ion radiotherapy [J]. Radiother Oncol, 2021, 163:209 - 214.

[9] HAGIWARA Y, BHATTACHARYYA T, MATSUGUJI N, et al. Influence of dose-averaged linear energy transfer on tumor control after carbon-ion radiation therapy for pancreatic cancer [J]. Clin Transl Radiat Oncol, 2020, 21:19 - 24.

［10］MATSUMOTO S, LEE S H, IMAI R, et al. Unresectable chondrosarcomas treated with carbon ion radiotherapy: Relationship between dose-averaged linear energy transfer and local recurrence ［J］. Anticancer Res, 2020, 40 (11): 6429 – 6435.

［11］LI G, MA Y N, WANG W W, et al. Dose-averaged linear energy transfer within the gross tumor volume of non-small-cell lung cancer affects the local control in carbon-ion radiotherapy［J］. Radiother Oncol, 2024, 201:110584.

［12］NACHANKAR A, SCHAFASAND M, CARLINO A, et al. Planning strategy to optimize the dose-averaged LET distribution in large pelvic sarcomas/chordomas treated with carbon-ion radiotherapy ［J］. Cancers (Basel), 2023, 15(19):4903.

［13］WANG W, SUN J, ZHAO J, et al. Up-modulation of dose-averaged linear energy transfer by simultaneous integrated boost in carbon-ion radiotherapy for pancreatic carcinoma ［J］. J Appl Clin Med Phys, 2024, e14279.

［14］OKONOGI N, MATSUMOTO S, FUKAHORI M, et al. Dose-averaged linear energy transfer per se does not correlate with late rectal complications in carbon-ion radiotherapy ［J］. Radiother Oncol, 2020, 153:272 – 278.

［15］MORI Y, OKOMOGI N, MATSUMOTO S, et al. Effects of dose and dose-averaged linear energy transfer on pelvic insufficiency fractures after carbon-ion radiotherapy for uterine carcinoma ［J］. Radiother Oncol, 2022, 177:33 – 39.

第 6 章

碳离子放疗和肿瘤免疫

6.1 基本概念

(1) 获得性免疫的机制

在肿瘤发生和发展的过程中,机体的获得性免疫起着重要的作用。它的机制如图 6-1 所示。肿瘤细胞死亡后释放的抗原会激发树突细胞(DC),DC 是一种抗原呈递细胞,DC 把肿瘤的特异性抗原信息呈递给主要组织相

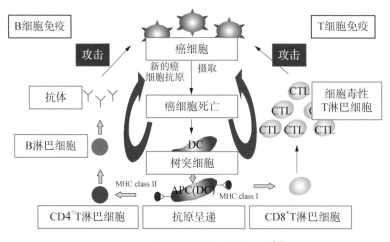

图 6-1　获得性免疫反应的机制[1]

注:DC 即树突细胞;MHC 即主要组织相容复合体,MHC 在人类身上即 HLA 白细胞抗原;CD4+/CD8+ 即 T 淋巴细胞。

容性复合体 I(MHCI),MHCI 刺激了 CD8⁺ 的 T 淋巴细胞,T 淋巴细胞进而分化成特异性针对肿瘤的细胞毒性 T 淋巴细胞,这些淋巴细胞会攻击肿瘤,这就是 T8 淋巴细胞介导的肿瘤细胞免疫反应。同时 DC 也把特异性抗原的信息通过 MHCI 传递给 CD4⁺ 的 B 淋巴细胞,使得 B 淋巴细胞产生特异性的抗体来攻击肿瘤。这就是 T8 淋巴细胞介导的肿瘤体液免疫反应。如果机体的免疫机制是完整和健康的,可通过 T 和 B 淋巴细胞介导的免疫反应机制来消灭肿瘤。然而已经罹患肿瘤的患者,他们的免疫反应机制受到了损害,导致了肿瘤的生长。

(2) 放射免疫的机制

放射线会干扰机体的免疫反应,如图 6-2 所示。放射线杀死了肿瘤细胞,死亡的肿瘤细胞会释放多种细胞因子,包括激活 DC 的因子:高迁移率族蛋白 B1(HMGB-1),肿瘤细胞死亡后出现的 DNA、ATP 等,也会释放抑制 DC 激活因子,包括 TGFβ、CSF-1、骨髓来源的抑制细胞(MDSC)和 T 调节细胞(Treg 细胞)。如前所述,DC 在肿瘤的免疫反应中起着关键的抗原呈递作用。DC 被激活后能把特异性抗原的信息传递给 CD8⁺ 的 T 淋巴细胞和 CD4⁺ 的 B 淋巴细胞,进而激活 T 细胞介导的细胞反应和 B 细胞介导的体液免疫反应。

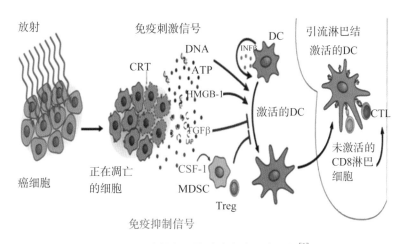

图 6-2　放射介导的肿瘤免疫反应机制[2]

6.2　碳离子照射增强了肿瘤的免疫反应

(1) 碳离子照射增强抗肿瘤的免疫反应的实验研究

1) 碳离子放射增加了肿瘤细胞分泌 HMGB-1:这是一个来自 NIRS 的细胞实验,使用了 Hala、SiHa 和 KYSE70 肿瘤细胞。用 13 keV/μm 和 70 keV/μm 的碳离子照射。这 3 株肿瘤细胞在照射后 24 小时、48 小时和 72 小时,HMGB-1 的释放都比没有经过放射的细胞有所增加。同时碳离子射线的 LET 越大,HMDB-1 的释放越明显。HMGB-1 是正向激活 DC 的因子,所以对增强抗肿瘤的细胞免疫和体液免疫都有帮助。

2) 碳离子照射激发了特异性的肿瘤免疫反应[3]:小鼠鳞状细胞癌 SCCVII 是一株肿瘤免疫原性较差的鳞状细胞。实验的方法如下:把肿瘤细胞种植在 CH3/HE 小鼠身上,或无免疫反应的裸小鼠(nu/nu)下肢,待成瘤后进行放射。分成 4 个实验组:1～3 组为 CH/HE 小鼠,治疗分别是不照射、碳离子(LET 70 keV/μm)照射、碳离子照射＋DC 注射(照射后第 11 天、18 天和 25 天注射 DC 10^6 个)。第 4 组为 nu/nu 小鼠,仅用碳离子照射。在治疗开始后第 27 天,即第 3 组的 DC 注射后第 2 天,对所有小鼠没有荷瘤的对侧肢体接种 SCCVII 肿瘤细胞。然后观察对侧肢体接种肿瘤的拒绝概率。结果发现拒绝率分别是:碳离子照射＋DC 组 88.5%,碳离子照射组 70.4%,不照射组 2.2%,nu/nu 小鼠 0%。在进一步的实验里,对拒绝种植 SCCVII 的小鼠再次进行 SCCVII 肿瘤和 FM3A 肿瘤细胞接种。结果显示,碳离子照射＋DC 组拒绝 SCCVII 肿瘤 87.5%,拒绝 FM3A 肿瘤 41.9%。提示碳离子照射＋DC 诱导的免疫特异性针对 SCCVII 肿瘤。该研究的结论是:碳离子放射合并 DC 注射激发了小鼠免疫反应,使小鼠产生了抗 SCCVII 肿瘤的特异性免疫反应。

3) 碳离子照射加静脉注射 DC 减少了肺转移[4]:实验使用小鼠颊黏膜的鳞癌 NR-S1。第一部分实验:种植肿瘤到小鼠下肢成功后分成 6 组治疗,即空白对照、DC 局部肿瘤注射、DC 静脉注射、碳离子 2 Gy 照射

或 γ 射线 4 Gy 照射、碳离子 2 Gy 照射或 γ 射线 4 Gy 照射＋DC 肿瘤注射、碳离子 2 Gy 照射或 γ 射线 4 Gy 照射＋DC 静脉注射。21 天后观察小鼠发生肺转移的概率。结果显示如图 6 - 3A 所示。对照组,肿瘤注射 DC,静脉注射 DC,2 Gy 碳离子,2 Gy 碳离子＋DC 肿瘤注射和 2 Gy 碳离子＋DC 静脉注射 6 个实验组的肺转移发生率分别是 100%、72.4%、59.1%、45.0%、37.0% 和 15.0%。其中 2 Gy 碳离子＋DC 静脉注射组的肺转移发生率最低。γ 射线照射、γ 射线照射＋DC 注射也能降低肺转移发生率,但是没有碳离子放射明显(图 6 - 3B)。

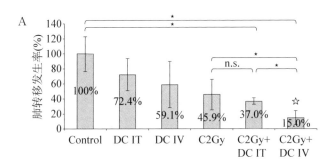

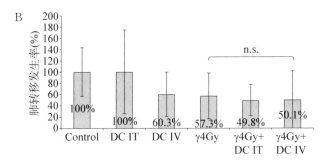

图 6 - 3 小鼠颊黏膜鳞癌 NR - S1 经过用不同治疗后发生肺转移的概率

注:A 图中,Control 为空白对照;DC IT 为 DC 瘤内注射;DC IV 为 DC 静脉注射;C2 Gy 为碳离子 2 Gy 照射;C2 Gy＋DC IT 为碳离子照射 2 Gy＋DC 瘤内注射;C2 Gy＋DC IV 为碳离子照射 2 Gy＋DC 静脉注射。B 图中,Control 为空白对照;DC IT 为 DC 瘤内注射;DC IV 为 DC 静脉注射;γ4 Gy 为 γ 射线照射 4 Gy;γ4 Gy＋DC IT 为 γ 射线照射 4 Gy＋DC 瘤内注射;γ4 Gy＋DC IV 为 γ 射线照射 4 Gy＋DCI 静脉注射。

* 两两比较 $P < 0.01$ 或 $P < 0.05$。n. s. 表示无显著差异。

　　第二部分的实验调查了碳离子肿瘤照射联合 DC 细胞治疗能显著减少肺转移的机理,是通过促使 DC 细胞的成熟和胞外钙网蛋白的表达(ectocalreticulin)导致肿瘤免疫源性死亡。

4) 中国科学院近代物理研究所 Zhou 等进行的实验研究[5]：

A. 碳离子照射增强了抗肿瘤的免疫反应,抑制肿瘤中的 MDSC:使用 C57BL/6 小鼠皮下种植 B16 黑色素瘤细胞成瘤后,用碳离子 5 Gy(RBE)和 X 线 5 Gy 放射,观察肿瘤中 MDSC 的绝对数和在肿瘤中的比例。X 线和碳离子放射后 MDSC 均减少,但是碳离子放射比 X 线照射减少 MDSC 更明显(图 6 - 4)。同时他们又观察了小鼠脾脏、骨髓、外周血单核细胞中 MDSC,接种肿瘤后没有治疗的小鼠中 MDSC 数量最多,经过 X 线照射后 MDSC 减少,而碳离子照射后 MDSC 最少。作者进一步研究了 JAK2/STAT3 信号传导通路,该通道的激活会上调 MDSC。实验的步骤是:对荷黑色素瘤小鼠肿瘤照射 X 线 5 Gy 或碳离子射线 5 Gy(RBE),在照射后第 7 天收集骨髓细胞,用流式细胞仪提取 MDSC,然后用免疫印迹技术测定 JAK2 和 STAT3 以及磷酸化的 JAK2 和 STAT3。实验结果显示,磷酸化的 JAK2 和 STAT3 经射线照射后均比单接种肿瘤的小鼠明显减少,但是碳离子照射后减少得更明显。MDSC 计数在照射后均少于仅接种肿瘤的小鼠,但是碳离子照射后 MDSC 减少得更明显。上述实验表明:碳离子照射肿瘤后 MDSC 减少,小鼠脾脏、骨髓、外周血中 MDSC 也减少,这是抑制 JAK2/STAT3 信号传导通路导致的 MDSC 减少。而 MDSC 具有抑制 DC 激活的功能,是机体免疫反应的负面调节因子,MDSC 的减少使得 DC 的功能增强,所以碳离子照射的对免疫的增强作用更明显。

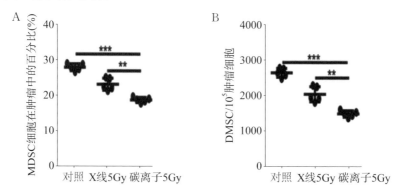

图 6 - 4　种植于 C57BL/6 小鼠的 B16 黑色素瘤经 X 线 5 Gy 和碳离子 5 Gy(RBE)照射后 MDSC 在肿瘤细胞中的比例(A)和每 10^5 肿瘤细胞中的绝对数(B)

$***P<0.001；**P<0.01$。

B. 碳离子照射更显著地增加了 CD4 细胞：在"实验 A"中还检测了经过 X 线和碳离子照射后小鼠的肿瘤和外周血单核细胞中的 CD4$^+$ 细胞，即为 CD4$^+$ 的淋巴细胞，它能激发机体的体液免疫反应。实验结果显示：经过照射后，肿瘤和外周血单核细胞中的 CD4$^+$ 细胞都有增加，但是碳离子照射后增加得比 X 线照射后更明显。

C. 碳离子更显著地减少了 Treg 细胞：Treg 细胞是抑制 DC 激活的细胞，实验使用 C57BL/64 小鼠后肢种植 B16 和 Melan A 和 S91 三株黑色素瘤细胞，成瘤后进行 X 线 5 Gy 或碳离子 5 Gy(RBE) 的照射。7 天后检测小鼠外周血的单核细胞中的 Treg 细胞，结果如图 6-5 所示，经照射后的 Treg 均下降，但是碳离子照射后下降得最明显。Treg 细胞的减少促使更多的 DC 被激活，继而产生更多的 T4 和 T8 淋巴细胞。这个理论上的推导被证实。在 X 线 5 Gy 和碳离子 5 Gy(RBE) 照射后，肿瘤中检测到了有更多的 T4$^+$ 或 T8$^+$ 的淋巴细胞。小鼠血液中上中也有更多的 T4 或 T8 淋巴细胞。但是碳离子照射后的肿瘤和外周血液中的 T4$^+$ 和 T8$^+$ 细胞比例比 X 线照射的小鼠更高。Zhou 还检测了抑制 DC 激活的 GM-CSF 和 TGFβ，也发现碳离子照射比 X 线照射更明显地减少了 GM-CSF 和 TGFβ 的产生。

Zhou 的实验研究显示碳离子放射比 X 线放射具有更强的增强机体肿瘤免疫反应效应。其机制是通过减少对 DC 激活的多种抑制因子，包括 MDSC、Treg 细胞、GM-CSF、TGFβ 等，由于众多 DC 的激活，产生了更多的对肿瘤特异性 T4 和 T8 淋巴细胞，由此提高对肿瘤特异性的杀灭效应。

(2) 碳离子照射增强机体的肿瘤免疫反应的临床证据

日本群马大学的 Okonogi 报告了 33 例宫颈癌患者的临床资料[1]。这 33 例患者接受了碳离子放疗，在放疗前和放疗结束后 1 周进行肿瘤活检，标记肿瘤细胞的 HLA(人淋巴细胞抗原)，肿瘤细胞的 HLA 能够被 CD8$^+$ 的 T 淋巴细胞识别，激活了肿瘤的免疫反应。结果显示：33 例患者在碳离子放疗前，HLA 阳性的比例为 37.5%。但是在碳离子放疗结束时增加到 75%。这个临床资料表明，碳离子放疗使肿瘤细胞表达 HLA 增加，由此激活了肿瘤的细胞免疫。

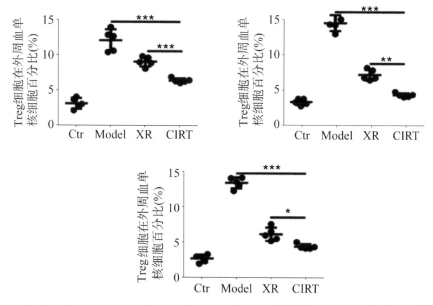

图6‑5 3株移植黑色素细胞在照射X线5Gy和碳离子5Gy(RBE)剂量后小鼠外周血单核细胞中Treg细胞的比例

注:Ctr,未接种肿瘤小鼠;Model,接种肿瘤小鼠没有任何治疗;XR,X线照射5Gy;CIRT,碳离子照射5Gy(RBE)。

$***\ P<0.001;**\ P<0.01;*\ P<0.05$。

(3) 小结

综上所述,碳离子照射增强肿瘤免疫反应的证据都来自细胞和动物实验。其机制是通过对免疫反应起关键作用的DC细胞的影响,增加了对DC激活的正面调节因子——HMGB‑1;抑制了对DC激活的负面调节因子,包括MDSC、Treg细胞、MG‑CSF和TGFβ等。由此使更多的DC被激活,DC传递了特异性抗原给T4和T8淋巴细胞,由此激发了体液免疫和细胞免疫。然而至今还没有太多在临床上应用碳离子放疗增强机体肿瘤特异性免疫的证据。

6.3 碳离子放射肿瘤后诱导肿瘤产生更多 PDL‑1 以及碳离子放疗联合 PD‑1/PDL‑1 抗体的治疗

(1) 日本群马大学的研究[6]

这项细胞实验研究来自日本群马大学的 Permata。他们用人骨肉瘤细胞 U_2OS 进行体外培养，用 X 线 10 Gy 或碳离子射线(LET 为 13 keV/μm、20 kev/μm、40 keV/μm 和 60 keV/μm)10 Gy(RBE)照射后 48 小时后，用流式细胞仪检测有 PDL‑1 表达的肿瘤细胞，结果显示碳离子照射后肿瘤细胞表达 PDL‑1 的数量多于 X 线照射后，而 X 线照射后 PDL‑1 的数量多于空白对照组。照射细胞的 RNA 被提取，用 RT‑PCR 技术来检测 PDL‑1 mRNA。实验结果发现，经过 X 线或碳离子射线(LET 60 keV/μm)照射后肿瘤细胞的 PDL‑1 mRNA 明显增加，但是在碳离子照射后增加得更明显(图 6‑6)。

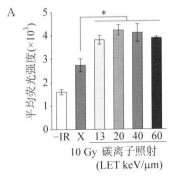
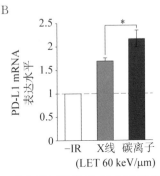

图 6‑6 骨肉瘤细胞 U_2OS 经过 X 线和不同 LET 碳离子射线照射 48 小时后 PD‑L1 表达的细胞数和 PDL‑1 mRNA

注：A 图为流式细胞仪检出的瘤细胞表面表达 PD‑L1 的细胞数。平均荧光强度(MFI)＝MFI(PD‑L1)‑MFI(对照组)。B 图为 X 线或 LET 60 keV/μm 碳离子射线照射 16 小时后，PD‑L1 mRNA 表达的情况(以不照射为 1.0)。
‑IR：空白对照；X：10 Gy X 线照射；13～60：不同 LET(13～60 keV/μm)碳离子射线照射。
* $P < 0.025$。

(2) 德国 GSI 的 Helm 研究[7]

Helm 的实验方法如下：小鼠两侧后肢种植 LM8 骨肉瘤细胞成瘤后，对

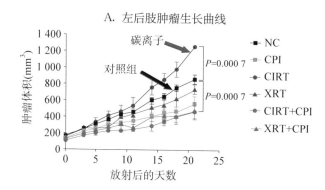
左侧后肢的肿瘤分 6 个组进行实验：完全没有治疗的对照组（NC）、单碳离子 10 Gy(RBE)组（CIRT）、单 X 线 10 Gy 照射（XRT）、单用抗 PD‑1 和抗 CTLA‑4 抗体注射组（照射当天、照射后 4 天）（check point inhibitor，CPI）、碳离子 10 Gy(RBE)＋抗 PD‑1 和抗 CTLA‑4 抗体注射组（CIRT＋CPI)组、X 线 10 Gy＋抗 PD‑1 和抗 CTLA‑4 抗体注射组（XRT＋CPI)。在照射后 24 天处死小鼠，观察左侧肿瘤治疗引起的远地效应，即观察右侧未经过任何治疗的肿瘤生长和肺转移情况。图 6‑7 显示的是右侧未受照射肿瘤生长曲线以及肿瘤体积的变化。与未接受任何治疗的对照组的右侧肿瘤相比（NC），单用抗体小鼠的右侧肿瘤（CPI）生长相似，但是单用碳离子照射（CIRT）小鼠的肿瘤长得更大，但两者的差别没有显著差异（$P=0.4018$）。

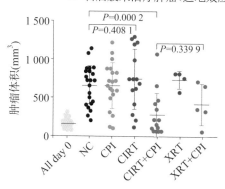

图 6‑7　小鼠两后肢种植 LM8 骨肉瘤细胞后不同治疗方法肿瘤的肺转移情况

注：对左侧后肢肿瘤进行治疗，共 6 组治疗方法。观察右侧没有经过任何治疗的肿瘤生长和肺转移的发生情况。A. 左后肢肿瘤生长曲线；B. 右后肢肿瘤的体积和比较。NC：未受照射的空白对照组；CPI：抗 PD‑1 和抗 CTLA‑4 抗体治疗；XRT：X 线放射；CRT：碳离子放射；XRT＋CPI：X 线照射加抗体治疗；CIRT＋CPI：碳离子放射加抗体治疗。

左侧肿瘤接受 CIRT＋抗体或 XRT＋抗体的右侧未治疗肿瘤的体积都比较小,但只有 CIRT＋抗体的小鼠右侧肿瘤体积明显小于对照组($P＝0.002$),也小于 XRT＋抗体组,但是 $P＝0.3399$。肺转移观察的结果如图 6‐8 所示,与不照射且不用抗体的小鼠相比,单用 X 线放射小鼠的肺转移没有明显减少,但是单用抗体、单用碳离子放射、X 线加抗体和碳离子加抗体的小鼠肺转移都减少了。然而减少程度最大的是碳离子加抗体治疗的小鼠,其他组减少的程度由大到小分别是 X 线加抗体、单用抗体、单用碳离子照射和单用 X 线照射。

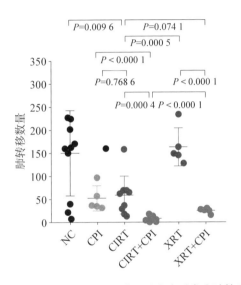

图 6‐8　荷 LM8 骨肉瘤小鼠经过不同治疗后发生肺转移的数目

进一步的研究是切除小鼠右侧未接受任何治疗的肿瘤。观察肿瘤中浸润的 CD8$^+$ 的 T 淋巴细胞和 CD11b$^+$ 细胞(单核细胞、巨噬细胞、中性粒细胞和 NK 细胞)的数量。结果显示:以未接受任何治疗小鼠右侧肿瘤内的上述细胞数为 1,碳离子加抗体组和 X 线加抗体组的阳性细胞数最多,均远大于对照组($P＝0.0095$ 和 $P＝0.0322$);单抗体组也略有增多,单碳离子和单 X 线放射组的增加不明显(图 6‐9)。

Helm 的研究结论:小鼠骨肉瘤用碳离子照射加免疫检查点抑制剂治疗明显延缓了小鼠身体其他部位骨肉瘤的生长,减少了肺转移的发生,其效应比单用碳离子、单用 X 线放疗、X 线放疗加免疫检查点抑制剂的效应

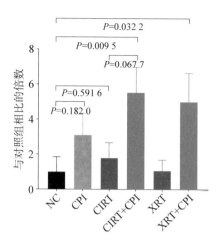

图6-9 荷LM8骨肉瘤小鼠左后肢肿瘤经过不同治疗后切除右后肢未治疗肿瘤中的淋巴细胞数

注:肿瘤中T8+淋巴细胞和标记CD11b+细胞的数目(以没有接受任何治疗的左后肢肿瘤中T8+淋巴细胞数和标记CD11b+细胞为1)。

更强。这种效应发生的机制可能是免疫检查点抑制剂(抗PD-1/PDL-1)和碳离子放疗产生的远隔效应(abscopal effect),这是一种全身的免疫效应,抑制了小鼠体内其他部位骨肉瘤的生长和远处器官的转移。切除这些没有治疗的远地肿瘤,观察到肿瘤中的CD8+的淋巴细胞和CD11b+细胞数明显增加,这就证明了碳离子照射加免疫检查点抑制剂治疗在远地发生了免疫效应。

（3）大阪的实验研究[8]

在C3H小鼠的双侧后肢接种LM8骨肉瘤,用碳离子射线照射后发现肿瘤中PD-L1阳性的肿瘤细胞增加。为研究免疫检查点抑制剂抗PD-1和PDL-1抗体的作用,进一步的实验把双侧荷瘤小鼠分成4个实验组,治疗单侧的肿瘤:没有任何治疗的对照组、抗PDL-1和CTLA-4抗体(抗体组)、碳离子5.3Gy组、碳离子5.3Gy和抗体组(联合组)。与碳离子照射相比,碳离子的抗体联合治疗的肿瘤生长更明显地受到抑制。把治疗后的肿瘤切下检测其中的CD8+细胞和GzmB+肿瘤浸润淋巴细胞的比例。显示出联合碳离子和抗体治疗的肿瘤中T8+淋巴细胞明显多于单用碳离子照射的肿瘤。然后又检测了CD8+/Treg的值,联合碳离子照射和抗体治疗组的这个值最高,提示肿瘤内抑制肿瘤的免疫反应最强。

　　研究的最后部分是观察治疗的远隔效应,即观察小鼠对侧未接受任何治疗的肿瘤的反应。经碳离子照射加抗体治疗小鼠对侧的肿瘤生长明显受到抑制(图 6 - 10)。检测肿瘤中的 $CD8^+$ ＋$GzmB^+$ 肿瘤浸润淋巴细胞的比例,在经碳离子照射加抗体治疗的对侧肿瘤中最多,同时 CD8/Treg 也增高(图 6 - 11)。进一步观察肺转移和肝转移的发生,单抗体组和碳离子加抗体的肺转移和肝转移数最少(图 6 - 12)。

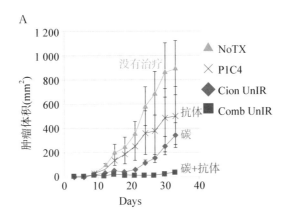

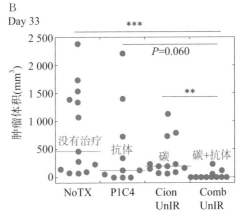

图 6 - 10　LM8 肿瘤接受抗体治疗、碳离子照射后对侧未受治疗肿瘤的生长曲线和体积
注:小鼠后肢一侧的 LM8 肿瘤受到 PDL - 1 抗体和 CTLA - 4 抗体治疗,碳离子 5.3 Gy 照射、碳离子 5.3 Gy 照射加 PDL - 1 抗体和 CTLA - 4 抗体治疗后,对侧肿瘤的生长曲线(A)和体积(B)。
　　NoTX:无治疗;PIC4:单抗体治疗;Cion UnIR:单碳离子放射;CombUnIR:碳离子＋抗体治疗。
　　(下同)
＊＊$P<0.01$,＊＊＊$P<0.001$。

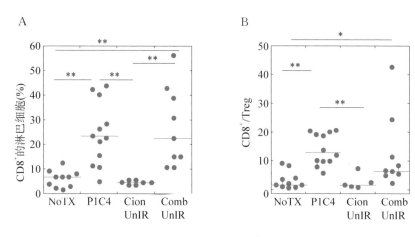

图6-11 LM8肿瘤接受抗体治疗、碳离子照射后对侧未受治疗肿瘤的 CD8+ 细胞百分比和 CD8+/Treg 比值

注：小鼠后肢一侧的 LM8 肿瘤受到 PDL-1 抗体和 CTLA-4 抗体治疗、碳离子5.3 Gy 照射、碳离子
5.3 Gy 照射加 PDL-1 抗体和 CTLA-4 抗体治疗后，对侧肿瘤中 CD8+ 细胞的百分比(A)和
CD8+/Treg 比值(B)。
* $P < 0.05\%$, * * $P < 0.01$。

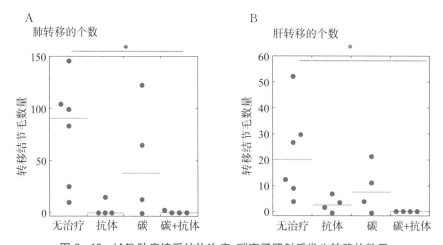

图6-12 LM8肿瘤接受抗体治疗、碳离子照射后发生转移的数目

注：小鼠后肢 LM8 肿瘤受到 PDL-1 抗体和 CTLA-4 抗体治疗、碳离子5.3 Gy 照射、碳离子5.3 Gy
照射加 PD-L1 抗体和 CTLA-4 抗体治疗后，小鼠发生肺转移和肝转移的数目。
* $P < 0.05$。

为进一步寻找碳离子照射激发机体免疫的机制，作者把 LM8 骨肉瘤细胞进行培养，在碳离子照射 5.3 Gy 后测量 HMGB-1 在培养液中的浓度。在碳离子照射的培养液中 HMGB-1 的浓度显著上升。把 LM8 肿瘤植入小鼠体内并成瘤后,进行碳离子照射,检测小鼠血中的 HMGB-1,其浓度明显高于对照组。这个研究提示:碳离子照射 LM8 骨肉瘤诱发机体免疫反应的机制之一是促使 HMGB-1 的产生,而 HMGB-1 是促使 DC 激活的主要因子。

大阪的实验研究发现:用碳离子放射骨肉瘤,同时使用 PDL-1 和 CTLA-4 抗体,对局部肿瘤有放射增敏作用,增加了机体免疫反应,抑制了远处的肿瘤生长,减少了肺和肝脏的转移。其机制是:放射诱导了肿瘤细胞产生了更多的抑制免疫反应的 PD-1/PDL-1。所以在放射的同时使用 PDL-1 和 CTLA-4 抗体,中和了这些免疫抑制因子,使免疫反应有所恢复。

(4) 中国科学院近代物理研究所的研究[9]

碳离子放射激发了肿瘤的免疫原性死亡,提高了肿瘤的免疫反应,增强了抗 PD-1 免疫治疗的疗效。Zhou 的实验先进行了 B16 和 S91 黑色素瘤的动物实验,使用了如下 5 种治疗:PD-1 抗体组、X 线 5 Gy 照射组、碳离子 5 Gy 照射组、X 线 5 Gy+PD-1 抗体组和碳离子 5 Gy+PD-1 抗体组。肿瘤生长曲线的观察和小鼠生存时间的观察都显示:碳离子 5 Gy+PD-1 抗体照射对肿瘤生长的抑制最为明显,小鼠的存活时间最长。至于碳离子照射+PD-1 抗体治疗增加抑制肿瘤生长的机理,作者做了进一步研究,发现在肿瘤中浸润的 CD4$^+$ 和 CD8$^+$ 的淋巴细胞在抗体治疗组、X 线照射组、碳离子照射组和碳离子照射加抗体治疗组都有增加,但是以碳离子照射加抗体治疗后增加得最为明显。动物水平的研究显示:碳离子照射诱导了免疫原性的肿瘤细胞死亡,表现为血清中 HMGB1、ATP 增加,上述均为促使 DC 激活的因子。肿瘤免疫荧光染色发现:CALR 出现明显增加,而 CALR 对 DC 表现为"吃掉我"的信号,促使了肿瘤免疫源性死亡。联合 PD1 抗体显著增加了碳离子放射后的肿瘤免疫原性,吸引了大量 T 淋巴细胞浸润到肿瘤中,增加了肿瘤的杀灭效应。

(5) 碳离子放射后诱导了肿瘤细胞表达 PD-L1 表达的临床证据[10]

日本 Iijima 对 33 例宫颈鳞癌患者进行碳离子放疗,在碳离子放疗开始前和碳离子 12 Gy（RBE）照射后，取宫颈肿瘤活检，采用流式细胞检测技术检测癌细胞的 PD－L1 表达。结果显示，放疗前 PD－L1 阳性率为 45％（15/33），但是在 12 Gy（RBE）碳离子放疗后上升到 67％（22/33）。临床随访资料显示：碳离子放疗前 PD－L1 状态与临床治疗结果无相关性。

综上所述，碳离子放射的细胞和动物实验研究证实：碳离子放疗中联合使用 PDL－1/CTLA－4 抗体提高了碳离子射线杀灭肿瘤的效应。由于 X 线和碳离子照射诱导了肿瘤细胞产生更多的 PD－1 和 PDL－1，碳离子照射后诱导得更多，联合使用 PD－1/PDL－1 抗体后，抑制了免疫抑制点，使免疫反应有所恢复。表现为局部肿瘤的缩小明显，并出现抑制肿瘤的远地效应，即未受到治疗肿瘤的抑制和远处器官肿瘤转移率的下降。检查肿瘤中的浸润细胞发现与体液免疫和细胞免疫相关的 T4 和 T8 淋巴细胞增加，而抑制 DC 激活的 Treg 细胞减少。

6.4 离子放疗具有减轻放射所致免疫抑制的优势

淋巴细胞在维持人的免疫系统中扮演了非常重要的角色。但是淋巴细胞对放射是高度敏感的。在 X 线照射后即刻以细胞间期死亡的形式死亡，大约 0.5 Gy X 线剂量的照射就能杀死淋巴细胞。放射导致的淋巴细胞减少（radiation-induced lymphopenia，RIL）是肿瘤放疗主要的毒副作用之一。由于质子和重离子射线物理剂量分布的优点，在照射肿瘤时，对肿瘤周围的正常组织剂量很低，特别是减少了大体积正常组织的低剂量照射，对骨髓的保护作用更好。质子重离子放疗的临床实践已经证实了这一点。

（1）碳离子照射后外周血中淋巴细胞的突变率比 X 线照射后的更低[11]

这个研究在日本 NIRS 进行，抽取食管癌和子宫癌患者在 X 线或碳离子放疗期间的外周血，检测淋巴细胞发生突变的比例。结果发现，碳离子放疗患者的淋巴细胞畸变率比 X 线更低（图 6－13）。

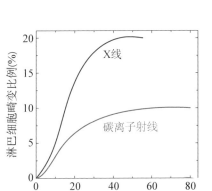

图6‑13 用X线或碳离子放射治疗的肿瘤患者外周血中淋巴细胞的突变率

(2) 食管癌质子放疗的临床研究[12]

MDACC肿瘤中心观察了接受同步化疗和放疗的105例食管癌患者,随机分为质子放疗(50.4 Gy)和X线放疗(50.4 Gy),其中44例在同步化疗和放疗28天后发生了4度淋巴细胞减少。多因素分析显示:发生4度淋巴细胞减少的危险因子是治疗前淋巴细胞的基数、放疗体积(PTV)和放疗技术,即质子放疗的淋巴细胞减少程度比X线调强放疗(IMRT)明显小。图6‑14显示:质子照射患者在治疗中淋巴细胞最低点比X线调强放疗明显高。

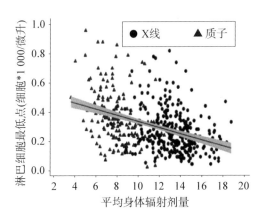

图6‑14 食管癌化疗和放疗同步治疗时X线放疗和质子放疗患者淋巴细胞最低点

（3）肺癌 X 线调强放疗和离子放疗中患者外周血中严重淋巴细胞降低的研究[13]

这个临床观察研究由 SPHIC 的 Li 等进行。共纳入 343 例肺癌患者,接受了化疗加放疗(X 线 IMRT 或质子加碳离子,PCIRT),通过倾向评分匹配,最终找到 IMRT 放疗的 55 例和 PCIRT 放疗的 55 例进行分析。观测指标是严重淋巴细胞减少(SRL)。发生 SRL 患者的比例在 IMRT 组是 76.4%,而 PCIRT 组是 34.5%。($P<0.01$)。发生 SRL 患者的中位生存时间是 15 个月,而没有 SRL 的患者是 29.2 个月($P=0.046$)。与 SRL 发生有关因子多因素分析显示,IMRT 是一个发生 SRL 的独立预后因子($P=0.004$)。另外,放疗前淋巴细胞基数低和照射的靶区(PTV)体积大也是发生 SRL 的独立危险因素。进一步的剂量学比较发现:胸椎放射剂量的 V_5($P=0.002$)和主动脉放射剂量的 V_5($P=0.026$)是发生 SRL 的独立危险因素。随着胸椎 V_5 的增大,SRL 的发生率随之提高。发生 SRL 的单因素分析表明,与没有发生 SRL 的患者相比,发生 SRL 的患者 PTV 体积更大,心脏平均剂量和 $V_5 \sim V_{40}$ 更高,胸椎平均剂量和 $V_5 \sim V_{40}$ 更高,肺平均剂量和 $V_5 \sim V_{40}$ 更高;主动脉平均剂量和 $V_5 \sim V_{40}$ 更高。这个临床病例比较研究表明,对于接受化疗和放疗联合治疗的肺癌患者,治疗过程中发生 SRL 的概率,在接受 PCIRT 患者的发生比例明显小于 IMRT 患者,并且患者放疗后的中位生存时间更长。究其原因,是 IMRT 放疗给予骨骼(包括椎体、肋骨等造血器官)更大的剂量,同时对心脏、主动脉和肺的放射剂量更高,而上述器官中存在大量的血液,虽然血液是流动的,由于淋巴细胞是具有高度放射敏感性的,在它们流经放射体积的短暂时间内,也存在被杀灭的机会,而 PCIRT 对上述器官的剂量显著更低,所以被杀灭的概率也低。

淋巴细胞是机体免疫反应中关键细胞,正向或反向调节对肿瘤的免疫反应,而淋巴细胞对放射是高度敏感的。当前广泛使用的 X 线调强放疗技术虽然能够对肿瘤给予高剂量的照射,但是对正常组织的照射是大体积的低剂量照射。如果照射体积中包含了大量骨髓和大体积的血液,则会抑制骨髓的造血功能并使淋巴细胞这些对放射高度敏感的细胞死亡。而质子和碳离子放射的优势是对肿瘤周围正常组织的剂量较低,所以对淋巴细胞的影响明显低于 X 线放疗。因此,从保护患者免疫功能的角度而言,质子碳离子放疗具有更大的优势。在食管癌和肺癌放疗的临床实践中已经显示了质子碳离子放疗在这方面的好处。当然,还需要更大的临床实践来进一步证实。

6.5　质子碳离子放射与肿瘤免疫治疗相关试验中的新放疗方法

如前所述,质子碳离子放疗联合应用免疫治疗,主要是 PD - L 和 PDL - 1 抗体的联合应用,在实验研究中已经显示出可以提高肿瘤治疗的疗效。临床上也开始了试验。除此之外,少数质子重离子中心正在研究另外一种新的放疗策略——对肿瘤进行部分的放射(spatial fractionated radiation therapy)[14]。奥地利的 MedAustran 离子放疗中心正在进行这样的临床试验。这个放疗策略与传统的放疗方法背道而驰:进行部分肿瘤照射企图以局部肿瘤的照射吸引其周围的免疫细胞进入肿瘤,发挥抑制肿瘤的效应,即发挥"旁观者效应"。同时尽可能地减少对已经存在肿瘤内的免疫细胞的杀灭。目前,肿瘤放疗的历史已经证实肿瘤不完全的照射会导致肿瘤控制的失败。然而已经出现的像 PD - 1、PDL - 1 和 CTLA - 4 等抗体,能有效提升机体免疫功能。这个传统的肿瘤放疗的原则是可以被挑战的,但目前仅仅试验于晚期肿瘤。

6.6　总结

放射能够诱导肿瘤的特异性免疫反应。碳离子照射的该效应更强,除了使局部肿瘤明显缩小外,还可出现对远处转移肿瘤抑制的远隔效应,其机制是通过增加正向调节 DC 激活的途径,包括 HMGB - 1 等,或减少抑制 DC 的因子,如 MDSC、Treg 等来实现的。在 X 线或碳离子照射后,还发现肿瘤细胞产生更多的抑制免疫反应的 PD - 1/PDL - 1,同步使用 PD - 1/PDL - 1 抗体能够减轻免疫抑制,提高肿瘤抑制作用。淋巴细胞在肿瘤免疫反应中起了关键作用,保护淋巴细胞是肿瘤治疗中必须注意的一个问题。在放射治疗中,由于质子碳离子射线特殊的 Bragg 物理剂量分布,明显地降低了对正常组织和器官的放射剂量,有利于对免疫系统的保护,临床放疗食管癌和肺癌的资料已经显示出质子碳离子放疗在这方面的优势。

─── 参考文献 ───

[1] OKONOGI N. 碳离子放射的肿瘤免疫反应[C]//International Training Course of Carbon Ion Radiotherapy(ITCCIR).日本千叶:国立量子科学和技术研究所(QST),2021.

[2] DURANTE M. 碳离子的放射生物学[C]//International Training Course of Carbon Ion Radiotherapy(ITCCIR).日本千叶:国立量子科学和技术研究所(QST),2022.

[3] MATSUNAGA A, UEDA Y, YAMADA S, et al. Carbon-ion beam treatment induces systemic antitumor immunity against murine squamous cell carcinoma[J]. Cancer, 2010,116(16):3704-3748.

[4] ANDO K, FUJITA H, HOSOI A, et al. Intravenous dendritic cell administration enhances suppression of lung metastasis induced by carbon-ion irradiation[J]. J Radiat Res, 2017,58(4):446-455.

[5] ZHOU H, YANG P, LI H, et al. Carbon ion radiotherapy boosts anti-tumour immune responses by inhibiting myeloid-derived suppressor cells in melanoma-bearing mice[J]. Cell Death Discov, 2021,7(1):332.

[6] PERMATA T B M, SATO H, GU W, et al. High linear energy transfer carbon-ion irradiation upregulates PD-L1 expression more significantly than X-rays in human osteosarcoma U2OS cells[J]. J Radiat Res, 2021,62(5):773-781.

[7] HELM A, TINGANELLI W, SIMONIELLO P, et al. Reduction of lung metastases in a mouse osteosarcoma model treated with carbon ions and immune checkpoint inhibitors[J]. Int J Radiat Oncol Biol Phys, 2021,109(2):594-602.

[8] TAKAHASHI Y, YASUI T, MINAMI K, et al. Carbon ion irradiation enhances the antitumor efficacy of dual immune checkpoint blockade therapy both for local and distant sites in murine osteosarcoma[J]. Oncotarget, 2019,10(6):633-646.

[9] ZHOU H, TU C, YANG P, et al. Carbon ion radiotherapy triggers immunogenic cell death and sensitizes melanoma to anti-PD-1 therapy in mice[J]. Oncoimmunology, 2022,11(1):2057892.

[10] IIJIMA M, OKONOGI N, NAKAJIMA N I, et al. Significance of PD-L1 expression in carbon-ion radiotherapy for uterine cervical adeno/adenosquamous carcinoma[J]. J Gynecol Oncol, 2020,31(2):e19.

[11] DURANTE M, YAMADA S, ANDO K, et al. X-rays vs. carbon-ion tumor

therapy: cytogenetic damage in lymphocytes [J]. Int J Radiat Oncol Biol Phys, 2000,47(3):793-798.

[12] WANG X, VAN ROSSUM P S N, CHU Y, et al. Severe lymphopenia during chemoradiation therapy for esophageal cancer: comprehensive analysis of randomized phase IIB trial of proton beam therapy versus intensity-modulated radiation therapy [J]. Int J Radiat Oncol Biol Phys, 2024,118(2):368-377.

[13] LI Y, FAN X, YU Q, et al. Proton and carbon ion radiation therapy decreased severe lymphopenia by reducing thoracic vertebra and aortic doses in non-small cell lung cancer versus intensity modulated radiation therapy [J]. Int J Radiat Oncol Biol Phys, 2023,116(3):579-589.

[14] TUBIN S, FOSSATI P, CARLINO A, et al. Novel carbon ion and proton partial irradiation of recurrent unresectable bulky tumors (particle-PATHY): early indication of effectiveness and safety [J]. Cancers, 2022,14(9):2232.

第7章

碳离子肿瘤放疗的几个重要问题

质子射线的放射生物效应与X线基本相同,略高于X线(RBE为1.1~1.2)。质子射线的优势是它的物理剂量分布特点。全球用质子射线放疗的患者已逾30万,临床实践表明:几乎X线放疗的全部经验(包括放射物理学、放射生物学和临床放疗的经验)均可应用于质子放疗。重离子放疗中,目前主要使用碳离子放疗,使用国家大多为日本以及欧洲国家,全球正在运营的碳离子中心仅15个,累计治疗的患者数仅5万余例。碳离子放射生物学研究表明:碳离子的放射生物学明显不同于X线。所以基于X线放疗的放射生物学理论和临床实践经验是否适合于碳离子放疗,是一个值得深入讨论的问题,这关系到碳离子放疗能否正确地进行,以达到提高肿瘤控制率、降低放疗毒副作用的目标。作者认为有5个值得注意的重要问题。

7.1 碳离子放疗中使用LQ模型的问题

LQ模型最早由Bentzen和Thames等于1982年提出,基于X线放疗的大量体外和体内放射生物学的实验研究结果总结而成,包括肿瘤和正常组织对X线放疗反应特征的 α/β 值,与放射损伤相关的分割剂量、照射次数、疗程时间、放射损伤后的修复动力学、放射损伤后的增殖动力学。LQ模型在过去的40年中不断被发展和应用于临床,目前在X线放疗界已被广泛应用,在临床放疗中应用最常见的是比较不同放疗分割方法的放射生物学效应,即不同分割放疗剂量、每天照射不同次数、每周照射不同次数、不同照射总剂量之间的生物效应的大小,包括对肿瘤的杀灭效应和对正常组织和器官的放射损伤效应。临床 X 线放疗的实践已经证实了 LQ 模型基本能正确评价不同分割剂量、不同照射次数和不同总剂量放疗方法的放射生物效应。然而,在碳离子临床放疗中,也存在下述需要:比较碳离子放疗和 X 线放疗的生物效应;把根治肿瘤 X 线放疗的分割方法和照射剂量转化为碳离子放疗的分割方法和照射剂量;比较不同碳离子分割方法和照射剂量之间的生物效应。然而,由于对碳离子的放射生物学研究尚不完善,还没有建立适用于碳离子放疗成熟的临床应用生物学模型。因此,LQ 模型成为可以试用的生物模型。事实上,目前在碳离子放疗界已经有许多人把 LQ 模型用于碳离子放疗。然而,LQ 模型适合碳离子放疗吗? 它能准确地评估不同分割的碳离子放疗和相应 X 线放疗方法之间对肿瘤的放射生物效应吗? 也能比较不同分割的碳离子放疗方法之间的对肿瘤的放射生物效应吗? 另外,针对正常组织和器官的放射损伤,特别是对关键 OAR 的放射限制(耐受)剂量,是否能把 X 线的放射耐受剂量通过 LQ 模型转化成碳离子的耐受剂量并应用于放疗计划设计中? 对上述问题还没有明确的回答。鉴于目前碳离子临床放疗中的实际需要,目前尚没有一个完善的方法可以使用,LQ 模型是唯一可试用的模型,但是必须注意以下两点。

1) 必须满足使用 LQ 模型的基本前提。LQ 模型最初的公式来自细胞生存率公式(图 7 - 1)。公式 7.1 是单次照射的细胞生存率。公式 7.2 是多次(n 次)照射后的细胞生存率。公式 7.2 经过演变后成为公式 7.3。这是目前临床上常用的 LQ 模型的基本公式(基本模型)。当分割放疗间的间隔时间不够长,如<8 小时,上一次放疗造成的放射损伤没有完全修复,需要在公式 7.3 中加入不完全修复因子 Hm,成为公式 7.4。如果放疗的总疗程延长,在疗程中发生了残留肿瘤的再增殖时,还必须加入肿瘤再增殖而抵消的放射生物效应减少因素,增加肿瘤再增殖的有关参数:肿瘤增殖的潜在倍增时间 T_{pot} 和延长的总疗程时间 T(总疗程时间-再增殖发生时间),演变成公式 7.5。目前临床上最常用的 LQ 模型是其基本模型(公式 7.3)。然而,使用 LQ 基本模型时必须注意:使用的临床场景必须符合使用 LQ 基本模型的 4 个前提:①两次分割放射之间的亚致死性损伤必须完全修复。后期放射反应组织,如脊髓修复放射损伤能力比较强,根据大鼠脊髓损伤的修复动力研究,X 线两次放射间隔时间>8 小时,亚致死性损伤基本修复。但是对碳离子放射后损伤的修复动力学研究,在文献中仅见 2 个报告(参见"第 2 章 碳离子放射后放射生物学的变化")。他们的研究发现:在碳离子放射结束后的 20～24 小时,DNA 双链断裂的放射损伤修复了 80% 左右,即在每天 1 次、间隔 24 小时的碳离子放疗中,在第 2 天放疗时,前一次放疗造成的放射损伤没有完全修复,所以 LQ 模型在估算碳离子放射生物效应时可能低估了它的放射生物效应。②放射的分割剂量为 1～6 Gy,在上述分割剂量以外,其细胞修复动力学发生改变,一般规律是分割放射剂量越大,放射损伤修复的动力学越慢。所以每次照射＞6 Gy 时使用 LQ 基本模型可能不适合。然而碳离子的 1～6 Gy(RBE)不一定相当于 X 线的 1～6 Gy,更何况在碳离子放疗中常常使用大分割放疗,分割剂量往往超过 6 Gy。③在放疗的全疗程中没有发生肿瘤的再增殖,在碳离子放疗中,疗程比较短,一般在 1 个月左右,所以肿瘤再增殖不是一个问题。④适用于单纯放疗,不适合于放疗和其他抗肿瘤治疗联合使用,特别是化疗。因为这些治疗和放疗同步使用可能会影响放射后细胞的修复和增殖,使得放射效应增敏或拮抗。这个问题在碳离子放疗中也不突出。碳离子放疗使用 LQ 基本模型的 4 个前提中,前 2 个前提常常是不能满足的。

$$S = e^{-aD-\beta D2} \qquad\qquad (公式 7.1)$$
$$S = e^{-n(ad-\beta a2)} \qquad\qquad (公式 7.2)$$
$$E = n(\alpha d + \beta d^2)$$
$$E = nd(\alpha + \beta d)$$
$$E = nd(1 + d/a/\beta)$$
$$E(BED) = nd(1 + d/\alpha/\beta) \qquad\qquad (公式 7.3)$$
$$BED = nd * [1 + d/(\alpha/\beta) + Hm * d/(\alpha/\beta)] \qquad\qquad (公式 7.4)$$
$$BED - T = nd * [1 + d/(\alpha/\beta) + Hm * d/(\alpha/\beta)] - [(0.693/\alpha) * (T/T_{pot})]$$
$$(公式 7.5)$$

图 7-1 LQ 模型及其衍生模型

注:S,细胞生存率;D,放射剂量;d,放射分次剂量;n,放射的次数;E(BED),放射生物效应;α,致死性杀灭的参数;β,非死性杀灭的参数;Hm,分割放射的间隔时间内非致死性损伤未修复的比例;T,延长的照射总疗程时间(天)(放疗疗程-再增殖开始的时间);T_{pot},肿瘤的潜在倍增时间。

2) 需对在碳离子放疗中使用 LQ 模型获得的结果持非常谨慎的态度。在碳离子放疗中使用 LQ 模型时存在极大的不确定因素:①碳离子放疗中,什么是肿瘤和正常组织的 α/β 值? α/β 值表示了肿瘤或者正常组织的放射敏感性和修复放射损伤的能力。然而在碳离子放疗的领域中,还没有文献明确报道过碳离子放疗时肿瘤和正常组织的 α/β 值。可以肯定的是,碳离子放疗中的 α/β 值是不同于 X 线放疗的,碳离子杀灭肿瘤和对正常组织的放射生物学效应更强,即 DNA 双链断裂的比例大约在 70%,所以估计碳离子放疗时的 α/β 值可能比 X 线放疗时更大。②细胞水平研究显示,在碳离子两次放疗间隔的 24 小时,DNA 双链断裂并没有完全修复,大约修复了 80%(参见第 2 章)。在 X 线放疗中当出现放疗后修复不完善时,可以改用带有修复不完善的 LQ 模型,增加一个关键参数 Hm(不完全修复因子)。但是目前还没有碳离子放疗后损伤修复的动力学研究获得的 Hm 值。③LQ 模型中使用的是 X 线的吸收剂量,这是一个基本的问题。而碳离子放疗使用的是生物剂量。如本书第 4 章所述,碳离子射线的生物剂量是把物理剂量通过生物学模型计算转化而来的,试图转化为相当于 X 线的剂量(equivalent to X-ray Gy),故单位是"GyE"。然而,大量的碳离子放疗临床结果显示:通过目前的放射生物物理模型转化成的 GyE 并不完全相当于 X 线的 Gy。所以目前已经停止使用"GyE"作为碳离子的放疗剂量单位,以免引起误解。目前使用生物物理模型所计算出来的某一个生物剂量,如 2 Gy(RBE),可能并不真正等同于 X 线的 2 Gy 的生物效应。更何况,不同碳离子的生物物理模型计算出来的生物剂量还不相同。在这个"剂量"都没有被肯定的前提下使用 LQ 模型,就会存在很大的不确定性。因此,临床医生必须清晰地认识到在碳离子放疗中使用 LQ 模型中存在的不确定性,非常保守地、谨慎地使用 LQ 模型研究得到的结果。

以下介绍上海市质子重离子医院(SPHIC)在近 10 年的临床碳离子放疗中,使用 LQ 模型的经验和教训。

首先报告在前列腺癌碳离子放疗中使用 LQ 模型来设计碳离子放疗计划失败的案例。2013 年 SPHIC 启动了国家食品药品监督管理局要求的设备临床注册试验。临床试验的组织方是西门子公司。参加制定临床试验方案的成员包括西门子公司的放射物理师,德国海德堡大学质子重离子放疗中心(HIT)和 SPHIC 的相关医生、物理师和医学统计学家。临床试验方案包括了局限期前列腺癌。什么是碳离子根治前列腺癌的碳离子放疗的剂量方案? 当时参考了 X 线放疗局限期前列腺癌的经验。X 线放疗前列腺癌的临床放疗最佳方案是:1.8 Gy/次,照射 44 次,每周照射 5 次,总剂量 79.2

Gy/44 次,8.2 周。用 LQ 模型计算,使用 $\alpha/\beta=1.5$ Gy,获得的 $BED_{1.5}=174$ Gy。大量 X 线放疗的临床实践表明:用该方案放疗后,5 年无生化复发率 (biochemistry recurrence-free survival, bRFS)是 90% 左右。参照 X 线放疗的经验,基于 LQ 基本模型的计算,当时设计的碳离子放疗方案是: 2.74 GyE/次,照射 23~34 次,每周照射 5 次。该方案使用 LQ 基本模型计算后的 BED 值与 X 线放疗的 BED 值相当,$BED_{1.5}=178\sim186$ Gy(表 7-1)。如果 LQ 模型能够准确地预测碳离子放疗的放射生物效应,这个碳离子放疗方案将会产生的疗效是 5 年 bRFS>90%。在临床试验中,有 19 例局限期前列腺癌患者入组,接受了上述方案的碳离子放疗。然而,临床随访的结果是:19 例参与试验的患者中,有 10 例在放疗后 5 年内发生了生化复发,复发率显著大于 X 线放疗。这 10 例复发的患者通过外科手术或者内分泌治疗,肿瘤都得到控制,但有 4 例患者死于第 2 个原发恶性疾病(未发表资料)。这个失败结果表明:LQ 基本模型($\alpha/\beta=1.5$ Gy)没有能够准确地估计碳离子放疗前列腺癌的放射生物学效应,显著高估了碳离子的放射生物效应,导致碳离子照射的生物剂量不足,使得肿瘤没有得到控制。同样的教训发生在德国 HIT[1],其对局限期前列腺癌使用碳离子 3.3 GyE/次,照射 20 次,总剂量 66 GyE,$BED_{1.5}$ 更高,为 211 Gy,然而 5 年无进展生存率为 50%。为什么在这两个碳离子放疗前列腺癌失败的案例中,LQ 模型没有能够准确地估计其放射生物效应? 究其原因可能有两个。首先是一个基本的问题,即 SPHIC 和 HIT 都使用西门子 Syngo 质子碳离子放疗计划系统,该系统使用 LEM 1 生物物理模型。LEM 1 是否准确地计算了碳离子射线的生物剂量,即相当于 X 线的放射生物效应? 如本书第 4 章所述,碳离子射线的生物剂量是把物理剂量通过生物学模型计算转化而来的,通过 Syngo TPS 计算出来的 GyE 不一定相当于光子放疗的 Gy。所以在这个基本问题没有肯定答案的前提下使用 LQ 模型估算的生物效应结果,就存在很大的不确定性。第二个问题是,假定 Syngo TPS 计算出来的碳离子剂量相当于真正的 X 线 Gy,但是前列腺癌碳离子放疗中的 α/β 值是否是 1.5 Gy,至今还没有明确。所以用 LQ 基本模型来预测碳离子放疗前列腺癌的生物效应存在不确定性,由此获得的 BED 值就存在不确定性。SPHIC 和 HIT 碳离子放疗前列腺癌的临床失败教训表明:LQ 基本模型过高地评估了碳离子照射前列腺癌的生物效应,从而导致患者肿瘤没有被控制。回顾前列腺癌碳离子放疗的经验和教训,可以得到结论:LQ 基本模型,使用 α/β 值 1.5 Gy 不适用于前列腺癌碳离子放疗的生物效应的估计。

表 7-1　前列腺癌不同碳离子放疗方案的放疗结果

放疗射线	分割剂量（次）	照射次数	总剂量	$BED_{1.5}$（Gy）	无生化复发率（bRFS）
X 线放疗	1.8 Gy	44	79.2 Gy	174	5 年 bRFS 90%
上海市质子重离子医院碳离子(2023)	2.74 Gy（RBE）	23～24	63～65.8 Gy(RBE)	178～186	9/19*
海德堡大学（HIT）(2022)[1]	3.3 Gy（RBE）	20	66 Gy（RBE）	211	5 年无进展生存率 50%
NIRS 碳离子放疗	3.6 Gy（RBE）	16	57.6 Gy（RBE）	196	5 年 bRFS 90%

* 19 例患者中 10 例在放疗后 5 年内发生生化复发。

7.2　碳离子放疗中的大分割照射

　　在 X 线放疗中,常规使用 2 Gy/次照射,每周照射 5 次,总剂量依据不同肿瘤而异。之所以使用 2 Gy/次照射,是因为 X 线杀灭常见的上皮源性肿瘤需要比较高的照射剂量,这个剂量常常达到或者超过了肿瘤周围正常组织的放射耐受剂量。治疗既要考虑减少正常组织的放射损伤,同时又要控制肿瘤。根据放射生物学的研究结果——X 线放射损伤主要是 DNA 的单链断裂,这种损伤是能够被机体修复机制修复的,如脊髓(后期放射反应组织)在常规分割剂量照射后,亚致死性放射损伤在放疗后的 6～8 小时基本修复——考虑使用每天照射一次,间隔 24 小时的照射方法。这样可使后期正常组织的放射损伤在分割放疗的间隔 24 小时内基本修复。常规分割照射的疗程一般要 6～8 周,对于急性放射反应组织,修复放射损伤的机制主要依赖细胞的增殖。所以长疗程有助于正常急性放射反应组织的放射损伤恢复。而对于肿瘤,由于放射损伤修复的机制被破坏,在分割照射的间隔 24 小时中,肿瘤的损伤没有被完全修复。多次照射使得肿瘤的损伤累积而被杀灭。另一方面,虽然肿瘤的增殖能力比较强,但相应的正常组织增殖能力更强。所以 X 线照射使用每天照射一次、每次小剂量和长疗程照射。在疗程的最终,肿瘤被杀灭,而正常组织受到能被接受的损伤。目前,在碳离子放疗中较常使用大分割短疗程的放疗方案。日本碳离子放疗的临床实践已经表明:使用大分割放疗的肿瘤控制效果优于常规分割放疗,而放疗的毒副作用并没有增加,反而小于 X 线放疗。为什么在碳离子放疗中提倡大分割照射呢? 有放射物理学和放射生物学两方面的考虑。在放射物理学方面,由于碳离子射线物理剂量有 Bragg 峰分布的特点,即能对肿瘤给予高剂量照射,这个高剂量来自 Bragg 峰区的剂量加若干个 Bragg 峰浅部的"坪区"剂量。而肿瘤周围正常组织受到了 Bragg 峰浅"坪区"剂量照射,照射剂量明显减少,同时碳离子"坪区"剂量射线的 LET 明显更低,所以对正常组织照射的生物效应不强。虽然在 Bragg 峰深部也有一定的"尾巴"射程,且其 RBE 是大的,可能会照射到靶区深部的正常组织,但是"尾巴"剂量的射程很短,仅几个毫米,对 Bragg 峰后的正常组织影响不大。所以即使给予靶区碳离子射线的大剂量照射,肿瘤周围正常组织的物理剂量仍然较低,且射线的 LET 是低的,所以对正常组织的损伤不明显。因此像 X 线放射那样用多次分割照射来减少正常组织放射损伤的照射方法对碳离子照射并不必要。另一方面是从杀灭肿瘤角度考虑的,X 线放疗的间隔 24 小时内肿瘤细胞存在某种程度的修复,所以分割照射次数越多,肿瘤修复的可能性越大,而采用大分割照射,减少照射的总次数,就减少了肿瘤在分割照射中的修复时机,同时在大剂量照射后,肿瘤修复放射损伤的能力弱于小剂量照射。除此之外,大分割照射势必使照射的总疗程缩短,由此减少了肿瘤在放疗疗程中发生再增殖的机会,特别是长疗程中的加速再增殖。这种肿瘤在放疗疗程中的加速再增殖是 X 线放疗中常常发生的现象,是肿瘤不能控制的原因之一。所以使用大分割照射,减少照射总次数,明显缩短放疗疗程,有利于更有效地控制肿瘤。因此从放射物理学和生物学两方面的基础研究结果推测,碳离子放疗使用大分割照射是合理的。

德国国家肿瘤研究所(DKFZ)等通过肿瘤和正常组织的生物实验,证明了碳离子放射采用大分割照射是合理的[2]。他们使用了 3 株前列腺癌肿瘤

(AT1、HI 和 H)种植于裸小鼠,使用不同分割照射剂量,以治疗后 300 天内肿瘤控制率为观察终点。图 7-2 显示的是分割照射的剂量和 RBE,随着分割照射剂量增大,RBE 减小,但 3 株不同放射敏感性肿瘤的放射敏感性差异减小。另外他们使用大鼠脊髓的放射损伤进行实验,脊髓损伤的观察终点是 50% 小鼠发生脊髓损伤所需的剂量。碳离子射线使用了不同 LET 的碳离子射线,从 14 keV/μm 到 74 keV/μm。实验结果显示:分割剂量越大,RBE 越小;碳离子射线的 LET 越大,RBE 越大。在图 7-2 中可以看到,在分割剂量大于 5 Gy(RBE)时,对前列腺癌的 RBE 大于对脊髓的 RBE,所以使用＞5 Gy(RBE)的分割剂量照射时,对肿瘤的杀灭效应强于对脊髓的损伤,显示出治疗增益。反之,当分割剂量＜5 Gy(RBE)时,在碳离子 LET 99 keV/μm 和 LET 66 keV/μm 照射时,对脊髓损伤的 RBE 高于对前列腺癌的 RBE,即对脊髓的损伤可能更严重。根据这个动物实验,用大分割剂量照射前列腺癌是合理的,能有效杀灭肿瘤又不产生严重的后期放射损伤。

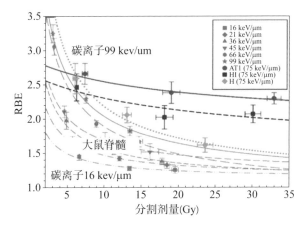

图 7-2　3 株前列腺癌(AT1、HI 和 H)用 75 keV/μm 碳离子射线照射的 RBE 和大鼠脊髓用不同 LET 碳离子放疗的 RBE

注:红色实线、蓝色虚线和绿色虚线分别为 3 株前列腺癌在 75 keV/μm 碳离子射线照射时的 RBE;灰色实线和虚线分别为大鼠脊髓在不同 LET(14~74 keV/μm)的碳离子射线照射时的 RBE。

日本群马大学 Yoshida 对碳离子照射肿瘤中分割剂量大小的问题进行实验研究[3]。他们使用纤维肉瘤细胞(NFSa)种植于小鼠作为肿瘤研究,另外又用小鼠的小肠隐窝细胞作为正常组织进行研究。观察的生物终点是肿瘤生长延迟和小肠隐窝的生存率。其使用了不同 LET 的碳离子照射的分割剂量和 1～12 次分割照射的总次数。图 7-3 显示了用 LET 为 20 keV/μm 和 77 keV/μm 碳离子照射 NFSa 肿瘤和小肠隐窝细胞的 RBE。不管使用 20 keV/μm 还是 77 keV/μm 的碳离子射线照射,都显示:分割照射的剂量越大,RBE 越小,但是分割剂量越大,肿瘤和小肠隐窝的 RBE 之间的差别越大。Yoshida 进一步使用了治疗增益因子(therapeutic gain factor,TGF)作为比较,TGF＝肿瘤的 RBE/小肠隐窝的 RBE。图 7-4 显示了实验结果。随着照射分割剂量的提高,TGF 增大,在碳离子 LET 77 keV/μm 射线照射时,TGF 在 2 Gy/次时 TGF＞1。但是当分割剂量到 8 Gy/次时,TGF 比 2 Gy/次时更大。在碳离子 LET 20 keV/μm 照射时,在分割剂量＞8 keV/μm 时 TGF＞1。所以 Yoshida 的实验研究表明,综合考虑 NFSa 肿瘤的控制和小肠放射损伤两个方面,使用大分割照射时的 TGF 更大。上述研究为临床使用碳离子大分割照射提供了实验依据。

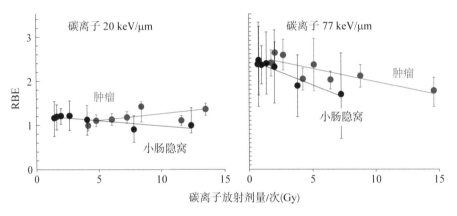

图 7-3　荷纤维肉瘤(NFSa)小鼠和小肠隐窝细胞实验结果

注:红色线表示肿瘤的 RBE;蓝色线表示小肠隐窝细胞的 RBE。

日本 NIRS/QST 是国际上临床使用碳离子放疗领域内最富有经验的碳离子放疗中心。经过近 30 年的临床实践,通过失败的教训和成功的经验,他们碳离子临床放疗的分割剂量、分割照射次数和照射总剂量方案日趋成熟。NIRS/QSI 目前常用的碳离子放射的方案见附录 1。对于肿瘤周围没有关键脏器(OAR)的病例,他们常使用 1～5 次照射的方案,如周围型肺癌照射 15 Gy(RBE)/次,共照射 4 次,总剂量 60 Gy(RBE);对远离肝门的肝癌,照射 24 Gy(RBE)/次,共照射 2 次,总剂量 48 Gy(RBE);对其他毗邻重要脏器的肿瘤,一般使用 $3.6 \sim 4.6\,\mathrm{Gy(RBE)}$/次,包括头颈部肿瘤、中央型肺癌、纵隔淋巴结转移癌、前列腺癌等。总体上 NIRS/QST 临床碳离子放疗使用了比 X 线放疗大得多的分割剂量,而临床肿瘤控制疗效比 X 线有明显提高,且放疗毒副作用反而比 X 线照射要小。由此证明了用碳离子放射使用大分割照射剂量是正确的、可行的。

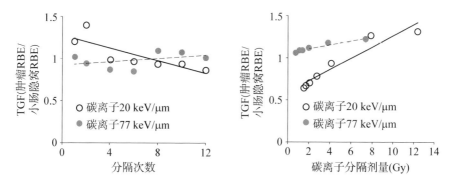

图 7‑4　LET 为 20 keV/μm 和 77 keV/μm 的碳离子射线照射荷纤维肉瘤(NFSa)小鼠和小肠隐窝细胞实验结果

注:空心圆圈和实线表示 LET 为 20 keV/μm 碳离子射线照射结果;实心圆圈和虚线表示 LET 为 70 keV/μm 碳离子射线照射结果。

7.3　碳离子放疗对剂量给予的精确性要求比 X 线放疗的要求更高

在 X 线放疗中要求精确给予预定的放射剂量,但在碳离子放疗中对剂量给予的精确性要求更高。以下从放射物理学和生物学两方面来论述。

(1) 放射物理学方面的考虑

在 X 线三维适形放疗和调强放疗中,从肿瘤高剂量区到周围正常组织的低剂量区,剂量的跌落发生在 $5 \sim 10\,\mathrm{mm}$ 的距离内。但在碳离子放疗中,由于 Bragg 峰剂量分布的特点,高剂量区的剂量跌落发生在数个毫米的距离内。所以患者体位摆位有数个毫米的误差,就可能导致肿瘤的剂量锐减,可以从 100% 的剂量跌落到 0,或者正常组织的剂量显著提高。另外,碳离子射线在进入人体后,对所经过的组织密度的改变非常敏感。组织密度的改变会导致 Bragg 峰剂量沉积的位置发生改变,导致剂量给予的差别极大。图 7-5 和图 7-6 显示的是胰腺癌碳离子照射的实例,由于射线经过的组织中,组织的密度发生改变,剂量给予发生错误。图 7-7 是一例左侧筛窦恶性肿瘤术后碳离子放疗计划,在做放疗计划时,射线通过了左侧筛窦,炎症导致筛窦积液。放疗过程中筛窦积液消失,导致 Bragg 峰进入了更深的正常组织。

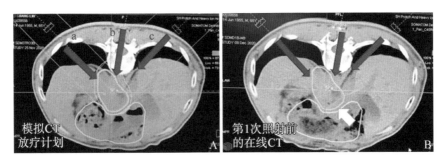

图 7-5 1 例胰腺癌的碳离子放疗计划

注:A. 模拟定位时的放疗计划(a、b、c 三个射野),青黄色为肿瘤靶区,浅棕色为照射高剂量区(90%~95%的等剂量体积)。高剂量区包括了整个肿瘤靶区。

B. 第 1 次照射前的在线 CT 图像。由于患者吸气不足,导致横膈上抬。a 野经过了更多的肝脏,以致 Bragg 峰后退,导致肿瘤远端剂量不足(白色箭头)。

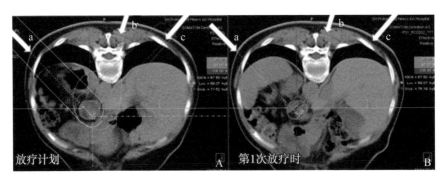

图 7-6 1 例胰腺癌的碳离子放疗计划

注:A. 放疗计划的 CT 图像和剂量分布图;B. 第 1 次放疗前的 CT 图像。由于患者吸气不足,a 射野经过了脾脏,而计划 CT 时,a 射野通过了胃中的气体。重新计算剂量后,GTV 的剂量分布不均匀。图中粉色为放射靶区 GTV,棕色的为 90%~95%的剂量体积。

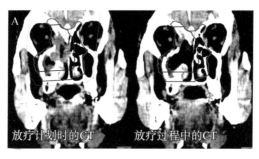

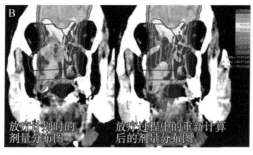

图 7-7　1 例右侧筛窦恶性肿瘤手术后的碳离子放疗计划

注:A. 放疗的计划和放疗过程中的 CT 图像。放疗过程中筛窦的炎症和黏膜水消退,筛窦中充满气体。B. 放疗计划的剂量分布和放疗过程中放疗计划重新计算后的剂量分布,重新计算后的 90%～95%等剂量体积明显增大。深红色的线:CTV 加量体积;粉色的线:CTV。

(2) 放射生物学方面的考虑

目前对绝大多数的肿瘤使用分割照射的方法。碳离子放疗能减少同一类肿瘤之间以及同一种肿瘤个体之间的放射敏感性差异。德国国家肿瘤研究所(DKFZ)进行了前列腺癌的 X 线放疗和碳离子放疗的动物实验研究[4],他们使用 AT1、HI 和 H3 株前列腺癌细胞种植于小鼠,用 X 线和碳离子进行放射,以肿瘤控制率为疗效观察指标。结果如图 7-8 所显示,经过 X 线照射后,产生 50%控制肿瘤的剂量(TCD_{50})相差很大,提示 3 株前列腺癌细胞的放射敏感性不同。而经过碳离子照射后,3 株肿瘤之间的放射敏感性差异减少。碳离子照射后 TCD_{50} 的 95%可信限范围比 X 线照射后的范围缩小,提示不同个体肿瘤的放射敏感性差异减少。这样有利于减少肿瘤放疗中的个体差异,更有利于对群体肿瘤的控制。但是,碳离子放疗后肿瘤控制的曲线斜率变小,提示控制肿瘤的剂量大小明显影响肿瘤的控制率,这就要求碳离子放射时的剂量给予要精确,少许剂量给予的减少就可能引起肿瘤不能控制。

从上述物理学和生物学两方面考虑,碳离子放疗在剂量给予方面的要求比 X 线更高,这就要求放疗团队(包括临床医生、放射物理师、放疗技师)要严格制定放疗各个环节的工作规范,严格训练,保证患者体位固定的稳定性和重复性,保证治疗时肿瘤及其周围脏器位置一致。特别是对运动的肿瘤和器官要倍加小心。

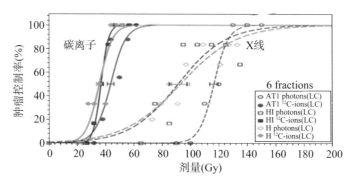

图 7-8 3 株前列腺癌细胞(AT1、HI 和 H)经过 X 线和碳离子分割照射 6 次后的肿瘤控制率

7.4 碳离子放疗和化疗的联合应用

X 线放疗中常常把化疗和放疗联合使用。化疗包括放疗前的新辅助化疗和放疗后的辅助化疗,这类化疗旨在减少肿瘤发生远处转移,用于那些容易发生远处转移的肿瘤。化疗也可以和放疗同步进行,目的在于提高肿瘤的放射敏感性,增强射线杀灭肿瘤的效应。在 X 线放疗的同时常使用顺铂(DDP)和 5-氟尿嘧啶(5-FU)一类的抗癌药作为放疗增敏剂,其机制是明确的。但是它们是否适用于碳离子放疗还值得推敲。DDP 能直接损坏DNA,促使 DNA 单链断裂变成 DNA 双链断裂。X 线放疗后主要产生DNA 的单链断裂,DDP 与放射同时使用会使放射导致的 DNA 损伤加重而起到放射增敏作用。然而 DDP 能够增敏碳离子射线的放射杀伤效应吗?从理论上推测还不一定,因为碳离子射线主要产生细胞的 DNA 损伤,其中70%左右的损伤是 DNA 双链断裂,这些损伤无须 DDP 增敏以产生更多的

DNA 双链断裂。最近 Fang 等刚发表了研究结果[5]。他们用头颈部肿瘤细胞株进行体外培养,使用 X 线或碳离子射线照射,同时使用 DDP 治疗。结果发现:碳离子照射与 X 线照射相比,RBE 在 2.33~3.07(以细胞生存率 10％为观察终点)。联合 X 线放射和 DDP 比单纯 X 线放射的细胞杀伤更强,放射增敏比(sensitivity enhancement radio,SER)在 X 线照射时是 1.14~1.33,表明 DDP 对 X 线有增敏效应。但是在碳离子照射同时使用 DDP 时,SER 是 0.96~1.02,即没有显示 DDP 有增强碳离子杀伤效应的作用。除此之外,另一个需考虑的因素是,DDP 不会增敏碳离子射线杀灭肿瘤的放射生物效应。需要注意的是,在肿瘤靶区的周围正常组织所受的是碳离子坪区的剂量,受到的是 LET 比较低的碳离子射线的照射,这个区域产生的 DNA 损伤可能以 DNA 单链断裂为主,而 DDP 却可能对正常组织的放射损伤产生增敏。

5-FU 及其衍生的化疗药物杀灭肿瘤细胞的机制是这些都是核酸的类似物,能整合入 DNA,使 DNA 更容易被损伤,同时也能阻止 DNA 损伤的修复。然而在碳离子放射联合使用 5-FU 这类药物后,联合治疗的效果如何? 文献中有一些实验研究的结果。NIRS 的 Koom 等用结直肠癌的干细胞(HCT116 和 HT29)进行了体外实验[6],使用了细胞活力实验、克隆和细胞球体形成实验,检测了凋亡细胞的比例,以及与凋亡相关的基因:Bax、bcl2、beclin1 和 ATG。实验结果显示:碳离子联合 5-FU 比单纯碳离子照射对细胞的杀伤效应更强,明显地增加了肿瘤细胞的凋亡。与凋亡相关的基因被碳离子放射诱导产生,然而 5-FU 的加入使多量的基因被诱导。动物实验显示出更强程度的移植肿瘤被杀灭、肿瘤坏死、空洞形成和纤维化形成现象。该研究体外和体内的实验结果表明,5-FU 能增强碳离子杀灭结直肠肿瘤的效应。

然而早些时候,化疗药物和碳离子放射联合治疗的研究却显示了不同的研究结果。同样是 NIRS 的实验,使用了食管鳞癌细胞碳离子放射联合多西他赛(docetaxel)、5-FU、DDP、多柔比星(doxorubicin)和吉西他滨(gemcitabine),结果发现只有多西他赛显示出增效碳离子照射的生物效应,而其他 4 个化疗药物与碳离子联合使用只显示相加效应[7]。HIT 的细胞水平实验检测了 comptothein、DDP、吉西他滨、多西他赛和碳离子放射合用,发现上述化疗药物和碳离子联合使用主要还是"相加效应"而非"增敏效应"[8]。

上述体外和体内实验研究都没有明确肯定常用的化疗药物中哪一个和碳离子放射联合应用肯定具有放射增敏作用。然而还是有一些临床试验在研究碳离子放疗中联合使用化疗药物的问题。日本 Takayasu 等招募了 21 例头颈部局部晚期的黏膜黑色素瘤(T_{4a-b})患者,使用了碳离子照射 57.6.64 G(RBE)/16 次照射联合使用化疗 dacarbazine、nimustine 和 vincrestine(ADV 方案),3 年局部控制率为 92.3%,3 年总生存率为 49.2%。治疗失败的主要原因是远处转移。52% 的患者发生了远处转移,53% 的患者发生 2~3 度黏膜炎,43% 的患者发生 2~3 度白细胞下降,没有≥3 度的后期毒副作用。ADV 方案化疗使得碳离子放射的疗效有所改善[9]。

综上所述,从理论上推测,凡是能影响 DNA 损伤及其修复的化疗药物,都可能增敏碳离子照射对肿瘤的杀伤效应。已经有部分实验研究证实了这一点,然而还没有临床实践的证据支持。而对正常组织,由于受到低 LET 碳离子射线的照射,影响 DNA 损伤和修复的化疗药物是否有可能会增敏正常组织,仍然是一个尚无明确答案的问题。但是由于正常组织接受的射线剂量比较低,对正常组织的增敏不会成为一个问题。

7.5 碳离子放疗和靶向药物的联合使用

最近 10 余年来,分子靶向药物在肿瘤治疗中被经常使用,碳离子放疗中联合使用分子靶向药物的研究如何呢? 有一些实验研究[10]。

被试验过的抗肿瘤乏氧的靶向药物如贝伐单抗,与常规 X 线或者质子联合使用,显示了增敏效应。但是还没有见到其与碳离子联合使用的实验报告。抗 EGFR 靶向药物已经被广泛应用于肿瘤治疗,包括西妥昔单抗(cetuximab)和酪氨酸激酶抑制剂(TKI)吉非替尼等。实验研究表明它们能增敏 X 线放疗。然而关于和碳离子放疗的联合治疗,只有一个体外实验研究,把西妥昔单抗和碳离子放疗联合应用,但是没有发现西妥昔单抗能增敏碳离子放疗。抑制 EGFR 下游的 P13K、AKT 和 mTOR 的靶向药物能提高肿瘤细胞 X 线放射的敏感性。mTOR 的靶向抑制剂 temsirolimus 和碳离子放射联合应用,也没有发现能增敏肝癌细胞。PARP 蛋白与 DNA 损伤的修复相关,有助于 DNA 损伤的修复,所以它会减少放射损伤。目前已有一些针对 PARP 的靶向药物,如 olaparib、kucaparib、niraparib,这类药物与 X 线或质子射线放射联合应用已经被实验证明能增强对肺癌和胰腺癌细胞放射杀伤效应,包括 X 线和 LET 为 13 keV/μm 和 70 keV/μm 的碳离子射线[11]。虽然抗 PARP 靶向药物和碳离子射线联合应用通过肿瘤细胞水平的研究显示了放射的增敏效应,但是还没有任何临床应用的报告。

在肿瘤的 X 线放疗中,肿瘤的抗放射性的主要归因于乏氧肿瘤细胞,其 OER 一般在 2～3,即杀灭乏氧肿瘤细胞所需要的剂量是杀灭富氧细胞的 2～3 倍。虽然碳离子放射的 OER 下降到 1～2,乏氧肿瘤细胞的杀灭效应增强,但是乏氧肿瘤的抗放射性问题并没有完全解决,所以碳离子放射联合应用靶向药物仍值得进一步研究。然而还没有见到这方面的研究。增强肿瘤放射杀灭效应的另一条途径是抑制 DNA 损伤的修复和抑制肿瘤的再增殖。虽然临床上已有多种这类的靶向药物,然而与碳离子联合应用时仅少数实验研究证明能增强碳离子的生物效应,还没有任何临床应用报告。碳离子放射联合靶向药物治疗仍然是一个值得研究的方向。对高度抗放射的肿瘤,如乏氧肿瘤,有较大比例的干细胞、具有较强增殖能力的肿瘤,即使使用碳离子放射,仍不能满意地控制肿瘤,因此,联合其他治疗方法是未来的研究方向。

7.6　碳离子放疗中生物剂量的表述

临床碳离子放疗是近 30 年发展起来的放疗新技术,临床用重离子(主要是碳离子)放疗的患者数累计有 5 万多例,临床累积的经验还不够。怎样评价和计算碳离子的放射生物效应,并对不同肿瘤给予不同的碳离子放疗处方剂量是一个非常关键的问题,即肿瘤必须给多少处方剂量才能够被根治,而正常器官(OAR)又能耐受多少剂量。X线放疗已经有 100 多年的历史,已经累积了丰富的临床经验,明确了控制肿瘤的处方剂量和 OAR 的耐受剂量,所以把碳离子的放射生物效应和 X 线的生物效应进行比较就能知道某个剂量的碳离子生物效应相当于 X 线某个剂量的效应。放射生物学已经有了许多研究,引入了相对生物效应(RBE)的概念。RBE 是产生某一个特定的放射生物效应,使用 X 线所需的剂量和离子射线所需的剂量之比。通过RBE,某个离子射线的生物效应相当于 X 线的生物效应就能被估计出来了。

$$D_{RBE} = RBE \times D(E、a、b、c) \qquad (公式 7.6)$$

公式 7.6 中,D_{RBE} 为某个离子射线生物效应相当于 X 线的生物效应剂量;D 为 X 线的剂量;E 为射线能量;a、b、c 为与生物效应相关的无单位因子。

然而,目前碳离子放疗的一些已经获得的 RBE 都来自细胞或动物实验,在临床碳离子放疗中直接应用是不够妥当的,更何况临床碳离子放疗的方案众多,包括分割剂量不同、照射总剂量不同、使用碳离子射线的 LET 不同。此外,放疗的肿瘤类型也不同。目前为止还未见到在临床肿瘤碳离子放疗中的 RBE 报告。另外,对于正常组织和 OAR 的碳离子放射损伤反应及它们的放射耐受剂量,不管是在放射生物学实验中还是临床上,资料都非常少,更谈不上获得 RBE 了。根据 X 线放疗的临床经验,有许多物理和生物因素可影响放射生物效应。物理因素包括射线的物理剂量:分割剂量大小、照射总剂量;生物因素包括肿瘤和正常组织以及器官的放射敏感性,放射损伤修复的能力,常以它们的 α/β 值来表示。在碳离子放射中,除了上述因子外,有更多的物理因素参与放射生物效应的产生,包括射线的能量、射线的 LET。为了更准确地评价碳离子的放射生物效应,放射生物物理学界发展了放射生物学模型,这些模型尽可能多地包括了影响放射生物效应的物理学和生物学的有关参数,其本意是估算某一个碳离子放射生物效应相当于 X 线的生物效应,其生物剂量的单位是"GyE"(equivalent to ⁶⁰Co Gy),即某一个碳离子的放射生物效应相当于多少⁶⁰Co 的 Gy 的剂量。目前较常使用的是日本的 MKM 模型和德国的 LEM 模型(参阅第 4 章)。然而临床碳离子放疗的实践已经显示:通过生物学模型计算出来的生物剂量并不完全相当于 X 线的生物剂量。为了避免误解,国际放疗界的权威机构发表的 ICRU93 报告建议:"不再使用 GyE、Gye、CGE、Gy、Gy(RBE),作为碳离子放射的生物剂量单位,而建议使用'RBE-weighted dose'。"[12] 自 ICRU93 号报告发表以来,GyE、Gye、CGE 已经被停止使用。然而,推荐使用的"RBE-weighted dose"可能因字数冗长,事实上目前也很少有人使用,目前在重离子放疗界使用的比较普遍的是 Gy(RBE) 和 D_{RBE}。作者建议中文就写成"RBE 剂量 Gy"。

7.7 对新建立的碳离子放疗中心开展临床放疗的建议

(1) 对质子和碳离子放疗的知识要重新学习

一般质子和碳离子放疗的技术团队都是从 X 线放射转行过来的。不要认为质子和碳离子放射只是改变了放射线,放疗技术基本是一样的。必须认识到,质子和碳离子放疗与 X 线放疗在放射技术、基本理论和临床放疗方面有很大的差别。必须进行再学习,包括质子和碳离子射线的放射物理学,以及放射的设备,射线的产生、传输和控制等。在放射生物学方面,特别是碳离子射线的放射生物学,与 X 线有很大的差别,而放射生物学是临床放射治疗发展的基础。在临床方面要学习的知识更多,碳离子放疗的照射分割剂量和总剂量都不同于 X 线,包括什么是控制肿瘤所需要的剂量、什么是 OAR 的耐受剂量等。

(2) 碳离子的肿瘤放疗还没有到达成熟的阶段

质子放疗中心在国际上比较多,累计治疗的患者数超过 30 万。质子射线的放射生物效应与 X 线基本相似,所以,X 线放疗的经验基本可以应用于质子放疗。然而碳离子放疗的放射物理学和放射生物学与 X 线放疗有很大的差别。对碳离子的放射生物学研究还不够完全,还没有彻底和详尽地了解碳离子放射的生物效应及其规律。全球正在运营的重离子放疗中心只有 15 个,累计治疗的患者只有 5 万多例。在临床上还有许多重要问题没有得到解决,譬如碳离子放疗治疗各种不同肿瘤的最佳方案,包括照射的分割剂量、数照射次数和照射总剂量;OAR 的耐受剂量;碳离子放疗联合其他治疗方法的综合治疗,包括化疗、免疫治疗和靶向药物治疗等。所以对碳离子放疗的研究还不成熟,需要更深入地进行其放射物理学和生物学方面的研究,不断扩大患者治疗例数来积累临床经验。尽管如此,过去 30 年的临床实践还是显示出它治疗恶性肿瘤的疗效优于 X 线放疗,具有更好的发展前景。

(3) 目前把碳离子放疗作为营利工具的可能性不大

碳离子放疗设备的投入和运营的经费极大,不是一般公立医院能够承受的。一些民营企业介入这个行业时,错误地认为放疗设备像一般机器那样能够有大量产出。事实上,这种设备治疗患者的能力有限,加上碳离子放疗医师在临床上的经验还不够成熟,不可能治疗大量的患者。目前国际上正在运营的碳离子放疗中心,绝大多数都是由国家或地方政府以及财力雄厚的大学建立和运营的,且并不是以营利为目的的。如果把碳离子放疗作为营利工具,就会导致这个新技术在尚不成熟时就大规模使用,产生不确定的后果,伤害了患者的利益,违背了医学治病救人的宗旨。

—— 参考文献 ——

[1] EICHKORN T, KARGER C, BRONS S, et al. Results of a prospective randomized trial on long-term effectiveness of proton and carbonions in prostate cancer: LEM I and $\alpha/\beta=2$ Gy overestimates the RBE [J]. Radiother Oncol, 2022,173:223 – 230.

[2] GLOWA C, PESCHKE P, BRONS S, et al. Effectiveness of fractionated carbon ion treatments in three rat prostate tumors differing in growth rate, differentiation, and hypoxia [J]. Radiother Oncol, 2021,158:131 – 137.

[3] YOSHIDA Y, ANDO K, ANDO K, et al. Evaluation of therapeutic gain for fractionated carbon-ion radiotherapy using the tumor growth delay and crypt survival assay [J]. Radiother Oncol, 2015,117(2):351 – 357.

[4] GLOWA C, PESCHKE P, BRONS S, et al. Effectiveness of fractionated carbon ion treatments in three rat prostate tumors differing in growth rate, differentiation and hypoxia[J]. Radiother Oncol 2021,158:131 – 137.

[5] FANG X, SUN P, DONG Y, et al. In vitro evaluation of photon and carbon ion radiotherapy in combination with cisplatin in head and neck squamous cell carcinoma

cell lines [J]. Front Oncol, 2023,13:896142.

[6] KOOM WS, SAI S, SUZUKI M, et al. Superior effect of the combination of carbon-ion beam irradiation and 5-fluorouracil on colorectal cancer stem cells in vitro and in vivo [J]. Oncol Targets and Therapy, 2020,13:12625 – 12635.

[7] KITABAYASHI H, SHIMADA H, YAMADA S, et al. Synergistic growth suppression induced in esophageal squamous cell carcinoma cells by combined treatment with docetaxel and heavy carbon-ion beam irradiation [J]. Oncol Rep, 2006,15(4):913 – 918.

[8] SCHLAICH F, BRONS S, HABERER T, et al. Comparison of the effects of photon versus carbon ion irradiation when combined with chemotherapy in vitro [J]. Radiat Oncol, 2013,8(260).

[9] TAKAYASU Y, KUBO N, SHINO M, et al. Carbon-ion radiotherapy combined with chemotherapy for head and neck mucosal melanoma: a prospective observational study [J]. Cancer Med, 2019,8(17):7227 – 7235.

[10] KONINGS K, VANDEVOORDE C, BASELET B, et al. Combination therapy with charged particles and molecular targeting: a promising avenue to overcome radioresistance [J]. Front Oncol, 2020,10:128.

[11] HIRAI T, SHIRAI H, FUJIMORI H, et al. Radiosensitization effect of poly (ADP-ribose) polymerase inhibition in cells exposed to low and high linear energy transfer radiation [J]. Cancer Science, 2012,103(6):1045 – 1050.

[12] International Commission on Radiation Units and Measurements. Journal of the ICRU. Vol 16, Report 93 [M]. Oxford: Oxford University Press, 2016.

第8章

肿瘤碳离子放疗的前景

　　碳离子肿瘤放疗的物理学研究已经比较全面深入了,人们已经知晓了它的物理学特性。碳离子射线物理剂量的"Bragg 峰"分布使得肿瘤周围正常组织照射的物理剂量显著减少,从而能有效地提高肿瘤的照射剂量,而对肿瘤周围的正常组织照射剂量明显减少。人们对碳离子射线的放射生物学也进行了研究。初步的研究结果表明:碳离子射线有更强大的肿瘤杀灭效应,特别对高度抗 X 线放射的乏氧肿瘤细胞、肿瘤干细胞、固有抗 X 线放射的软组织肉瘤、骨肉瘤和黑色素瘤以及 X 线放疗后局部复发的肿瘤等。肿瘤和正常组织经过 X 线放疗后,在放射生物学上发生了变化,即熟知的"4R"现象(修复、细胞周期再分布、细胞再充氧气和肿瘤再增殖)。在经碳离子放射后,"4R"明显不同于 X 线。碳离子放射后对机体抗肿瘤免疫反应的正向调节也是近年来发现的一个现象。国际 PTCOG 主席 Durante M. 对重离子放疗的物理和生物学特征做了很生动的总结,其主要结论如图 8-1 所示[1]。

　　现代的碳离子临床放疗始于日本的 QST/NIRS,在日本发展之后,在欧洲和中国上海进一步开展。至今临床应用碳离子放疗的肿瘤患者累计已经超 5 万例。初步的临床治疗结果鼓舞人心。与质子放疗肿瘤相比,碳离子对保护正常组织和器官的作用与质子相似。然而碳离子优于质子放疗的最重要的方面是对抗拒 X 线放射的肿瘤,碳离子有更强的杀灭效应。从更有效地杀灭肿瘤的角度而言,碳离子放疗比质子放疗具有更大的临床应用优势。

　　然而,碳离子临床放疗中仍存在诸多的问题。主要包括以下几点。

　　1) 对碳离子的放射生物学还没有完全了解。对目前已经普遍使用的 X 线放疗,业界已经把其放射生物学搞清楚了,包括 X 线与物质的互相作用、细胞损伤和死亡形式、放射损伤修复的动力学、放射损伤后的细胞增殖动力

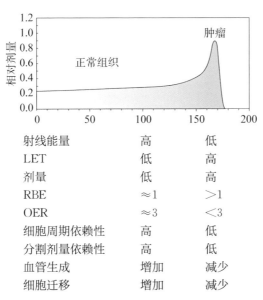

图 8-1　碳离子放射的物理学和生物学特征

学以及其他治疗的综合应用等。然而在碳离子放疗中,有关的放射生物学研究还远远不够,对碳离子照射后的上述肿瘤和正常组织的损伤、修复、增殖等的了解还不够全面和深入。放射生物学研究的结果是临床放疗新技术和新方法发展的基础。

　　2)临床应用碳离子放疗的肿瘤患者数不多。从 1994 年日本 NIRS 开始应用碳离子放疗开始,至今在国际上只有 15 家重离子放疗中心在运营(日本 7 家、德国 2 家、中国大陆 2 家、中国台湾 1 家、意大利 1 家、奥地利 1 家、韩国 1 家),累计治疗患者 5 万余例。与应用历史较长的 X 线放疗相比,碳离子放疗的临床经验远远不够。

　　3)各种肿瘤用碳离子放疗最佳的分割剂量和总剂量方案在碳离子放疗界还没达成共识。计算碳离子放射生物效应中关键的是放射生物学模型,然而基于某一个生物学模型的临床碳离子放疗经验不一定适用于另一个使用不同放射生物学模型的中心。当然,在比较两个不同生物学模型后可以把某个碳离子临床的方案转换成自己所使用模型的生物剂量。但是,这类转化研究可能还存在一些已知和未知的不确定因素,直接应用于临床可能存在风险。因此必须通过临床实践来证实这个转换方案是正确的。目前,碳离子临床肿瘤放疗的经验主要来自日本,是基于 MBM、MKM 和 mMKM 模型的分割剂量和总剂量的经验,包括根治肿瘤所需的剂量和正常组织及器官的放射耐受剂量。这些经验可以为上述生物模型的碳离子放疗中心所用。但是建议使用其他生物模型的碳离子放疗中心,必须经过不同生物模型关系的转换研究,谨慎地使用转换后的分割剂量和总剂量方案。生物学模型的差别使得不同碳离子中心之间的交流受到阻碍,不同放疗方案之间的疗效比较存在困难。目前在使用 MKM 模型的碳离子放疗中心使用的肿瘤照射分割剂量比较大,照射次数比较少,每周照射 4 次。而使用 LEM 模型的中心分割剂量相对小,照射次数更多,每周照射 5 次。对于正常器官耐受量的限制,在使用 MKM 模型的中心和使用 LEM 模型的中心都不尽相同。

总体而言,碳离子的肿瘤放疗被人们看好。碳离子放疗的发展前景有两个方向。第一方向是发展多种离子的放疗。①氦离子射线放疗。对放射相对敏感的肿瘤,使用质子射线已经足够。但是质子射线的侧向散射,即射线的"半影"还比较大。当放疗的肿瘤紧贴关键正常器官,如脑干、脊髓等时,质子射线的半影还是会照射到这些脏器。而氦离子射线线束边缘的"半影"小于质子,所以对保护肿瘤周围正常组织效果更好。另外,氦离子射线的放射生物效应基本与质子相同,对它的生物效应评估与质子相同。不需要更多的放射物理学和生物学的研究。氦离子射线的另一个潜在用途是,在氦离子射线照射的同时,用氦离子射线像 CT 一样成像,这样既进行了放疗,又获得患者的解剖图像,一举两得。②氖、氧、硅等多种重离子射线和碳离子射线联合使用。这些离子的质量大于碳离子。放射生物学的研究已经表明,这些离子射线的"Bragg 峰"处的 LET 更高,而更高的 LET 射线的RBE 更高,OER 更低。因此,其杀灭那些高度抗放射肿瘤的能力更强,如乏氧肿瘤。然而上述重离子射线的物理剂量分布不如碳离子,即在"Bragg 峰"浅面的坪区剂量更高,坪区射线的 LET 也增高,在"Bragg 峰"深部的"尾巴"剂量也更高。所以如果单纯使用上述重离子射线照射肿瘤,在提高肿瘤杀灭效应的同时也会增加对肿瘤浅部和深部正常组织的损伤。所以联合多种离子射线的照射更为合理,即联合质子、氦离子、碳离子以及氖离子、氧离子、硅离子照射。对肿瘤周边体积的放射相对敏感的肿瘤,它们毗邻正常组织和器官,可用质子或氦离子照射。对肿瘤中心部分最抗放射的乏氧细胞,可使用碳离子和氖、氧射线照射。这种联合多种离子射线的照射,既增强了肿瘤的杀灭效应,又能有效保护肿瘤周围的正常组织。

碳离子放射发展的第二个方向是减少碳离子放疗设备的投入成本。目前阻碍碳离子肿瘤放疗推广的主要原因是经费投入巨大,而巨大的经费投入靠治疗患者的收入来回收是比较困难的。因此,目前国际上的碳离子放疗中心多数是非营利机构运营的。减少碳离子照射装置经费投入方面的发展包括两个。第一,使用超导材料来建造同步加速器,使加速器的大小缩小到目前的 1/2 甚至 1/3。同样使用超导材料来建造旋转机架,使得机架的建造成本下降。如目前在德国海德堡 HIT 离子放疗中心的 360°旋转机架的重量是 600 多吨,是用普通材料制造的;而日本东芝公司目前使用超导材料制造的机架已经把重量降低到 200 多吨。加速器和旋转机架体积的缩小可使设备的投入和相应的机房面积减少,从而使建设费用下降。第二,研发"直立放疗技术"来取代 360°的旋转机架。直立放射已在 X 线放疗中证实了其优势,因此可以借用到碳离子放疗中。因为完全排除了 360°旋转机架的需要,所以大大降低了重离子放疗装备的经费投入。

居里夫人发现镭并用于肿瘤治疗,开创了肿瘤的放疗,至今已有 100 多年的历史。放疗的技术从近距离放疗到外放疗,放射源也从镭发展到低能 X 线、高能 X 线、质子线,负 π 介子、硼中子、碳离子和多种重离子。放疗肿瘤的疗效不断提高,放疗已成为肿瘤治疗的重要手段之一。在可预期的将来,放疗仍将是治疗肿瘤的主要技术之一。质子和重离子放疗将逐步取代目前的 X 线放疗,并成为今后相当长时间内的放疗主要技术。虽然今天的质子重离子放疗技术还未达到完全成熟的地步,但这个技术具有光明的发展前景。

———— 参考文献 ————

[1] DURANTE M, LOEFFLER J S. Charged particles in radiation oncology [J]. Nat Rev Clin Oncol, 2010,7(1):37 - 43.

附录一

常用碳离子肿瘤放疗的剂量
和 OAR 的限制剂量

表附 1-1～表附 1-15 所列出的碳离子放疗不同肿瘤的剂量和正常组织及器官(OAR)的碳离子放射限制剂量,都来自文献或学术报告,可供临床使用碳离子放疗时参考。有两点需要特别注意:①参考碳离子肿瘤放疗剂量和 OAR 碳离子放射限制剂量时,必须首先明确这些生物剂量是通过什么生物-物理模型计算出来的。因为相同的碳离子物理剂量(吸收剂量)通过不同的生物物理模型计算出来的碳离子生物剂量不一定是相同的(参阅第 4章)。②由于碳离子放疗技术还没发展到成熟阶段,此处提供的碳离子放疗肿瘤的剂量和 OAR 限制剂量仅作为临床参考,各碳离子放疗中心不能把这些数据作为自己临床放疗的规范或者标准,而应根据各自的放疗设备、放疗技术、放射生物-物理模型、TPS 和临床经验来决定具体临床给予多少肿瘤放射剂量和使用多少 OAR 限制剂量。

表附 1-1 日本量子科学技术研究院(QST/NIRS)常用的碳离子照射的分割剂量、照射次数、总照射剂量和疗程(MBM 或 MKM 模型)

肿瘤位置	肿瘤类型	分割剂量 Gy(RBE)	分割 次数	总剂量 Gy(RBE)	放疗疗程
头颈部肿瘤	腺癌,腺样囊性癌,黏膜恶性黑色素瘤	3.6～4.0	16	57.6～64.0	4 周
	肉瘤	4.4	16	70.4	4 周
颅底肿瘤	脊索瘤,软骨肉瘤	3.8	16	60.8	4 周
肺部非小细胞癌	周围型 1 期($T_{1-2} N_0 M_0$)	50.0	1	50.0	1 天
		15.0	4	60.0	4 天
	纵隔淋巴结转移	4.0	12	48.0	3 周

(续表)

肿瘤位置	肿瘤类型	分割剂量 Gy(RBE)	分割次数	总剂量 Gy(RBE)	放疗疗程
肺部非小细胞癌	早期中央型(浅表)	6.0	9	54.0	3 周
	早期肺门型($T_{1-2}N_0M_0$)	5.7	12	68.4	3 周
	局部晚期(T_{1-3},$N_{1-2}M_0$)	4.5	16	72.0	4 周
肝脏肿瘤	原发性肝细胞癌	24	2	48.0	2 天
骨与软组织肿瘤	骨肉瘤	4.4	16	70.4	4 周
	脊索瘤,软骨肉瘤	4.2	16	67.2	4 周
	脊柱,脊柱旁	4.0	16	64.0	4 周
前列腺癌	低/中/高危	3.6	16	57.6	4 周
		4.3	12	51.6	3 周
胰腺癌	局部晚期不可切除:＋吉西他滨($1\,000\,mg/m^2$)×3	4.6	12	55.2	3 周
	可切除,术前碳离子放疗＋吉西他滨($1\,000\,mg/m^2$)×3	4.6	8	36.8	2 周
直肠癌手术后	盆腔复发	4.6	16	73.6	4 周
	盆腔复发 X 线照射后复发	4.4	16	70.4	4 周
眼肿瘤	脉络膜黑色素瘤	14.0	5	70.0	1 周
	泪腺腺样囊腺癌/腺癌	4.4	12	52.8	3 周
腹部肿瘤	淋巴结转移	4.4	12	52.8	3 周

注:疗程为每周照射 4 次。
引自:Tsujii H. 第 4 届上海质子重离子放疗国际会议(2024 年 7 月)。

表附 1-2　奥地利离子放疗中心(MedAustron)常用的碳离子照射的分割剂量、照射次数和疗程(LEM 模型)

病种	剂量分割 Gy(RBE)	照射次数	总剂量 Gy(RBE)	照射次数/周	参考
黏膜黑色素瘤	4.1～4.3	16	65.6～68.8	4	日本
唾液腺癌(无选择性淋巴结照射)	4.1～4.3	16	65.6～68.8	4	日本
鼻旁窦癌(无选择性淋巴结照射)	4.1～4.3	16	65.6～68.8	4	日本
肉瘤(除外颅底脊索瘤)	4.8	16	76.8	4	日本

（续表）

病种	剂量分割 Gy(RBE)	照射次数	总剂量 Gy(RBE)	照射次数/周	参考
颅底脊索瘤	3	22	66	5	德国
选择性淋巴结照射的唾液腺癌（X线照射50 Gy＋碳离子加量）	3	8	24*	5	德国
选择性淋巴结照射的鼻旁窦癌（X线照射50 Gy＋碳离子加量）	3	8	24*	5	德国

引自:FOSSATI P, PERPAR A, STOCK M, et al. Carbon ion dose constraints in the head and neck and skull base: review of medaustron institutional protocols [J]. Int J Particle, 2021:25 - 35.
* 碳离子加量的剂量。

表附 1-3　上海市质子重离子医院(SPHIC)常用的碳离子照射的分割剂量、照射次数和疗程(LEM 模型)(每周照射 5 次)

肿瘤	肿瘤类型	分割剂量 Gy(RBE)	照射次数	总剂量	疗程（周）
鼻咽癌	X线放疗后复发	3	21	63*	4.2
气管肿瘤	腺样囊腺癌	3.3	22	72.6	4.4
肺部非小细胞癌	周围型 I 期($T_{1-2}N_0M_0$)	7～8	8～10	64～68	1.6～2
	中央型 I 期	3.5	22	77	4.4
	III 期(T_{1-4},N_{1-3},M_0)	3.5	22	77	4.4
原发性和转移性肝癌	远离消化道、肝门和肋骨（>1 cm）	6.5	10	65	2
	靠近消化道、肝门和肋骨（≤1 cm）	4.5	15	67.5	3
胰腺癌	局部晚期不可切除	4.5	15	67.5	3
前列腺癌	低危 中/高危(联合内分泌治疗)	4.1	16	65.6	3.2
直肠癌	手术后盆腔复发	3.7	20	74	4
骶尾部脊索瘤/软骨肉瘤		CTV:3.8～4;同步加量 GTV 到 4.4	16	CTV 60.8～64 GTV 70.4	3.2

* SIB 照射技术,肿瘤 CTV 的剂量为 56.7 Gy(RBE)/21 次,GTV 的剂量为 63 Gy(RBE)/21 次。

表附 1－4　MedAustron 视神经的限制剂量[Gy(RBE)](LEM 模型)

分割方法	安　　全	中低风险*	中高风险*
日本	$D_{1\%}<50,D_{20\%}<40$	$D_{1\%}<54,D_{20\%}<40$	$D_{1\%}<57,D_{20\%}<40$
德国	$D_{1\%}<54$	$D_{1\%}<57$	$D_{1\%}<60$

引自:FOSSATI P, PERPAR A, STOCK M, et al. Carbon ion dose constraints in the head and neck and skull base: review of medaustron institutional protocols [J]. Int J Particle, 2021:25 - 35.
* 一侧视神经受到照射,保护视交叉和对侧视神经。

表附 1－5　MedAustron 脑干的限制剂量[Gy(RBE)](LEM 模型)

分割方法	限制剂量
日本	$D0.1\,cm^3<46,D0.7\,cm^3<38$
德国	$D_{2\%}<50,D_{max}<54$

引自:FOSSATI P, PERPAR A, STOCK M, et al. Carbon ion dose constraints in the head and neck and skull base: review of medaustron institutional protocols [J]. Int J Particle, 2021:25 - 35.

表附 1－6　MedAustron 脊髓的限制剂量[Gy(RBE)](LEM 模型)

分割方法	
日本	$D0.1\,cm^3<46,D0.7\,cm^3<38$
德国	$D_{2\%}<50,D_{max}<54$

引自:FOSSATI P, PERPAR A, STOCK M, et al. Carbon ion dose constraints in the head and neck and skull base: review of medaustron institutional protocols [J]. Int J Particle, 2021:25 - 35.

表附 1－7　MedAustron 耳蜗的限制剂量[Gy(RBE)](LEM 模型)

分割方法	安全限制	可以接受的限制
日本和德国	$D_{mean}<30$	$D_{mean}<43$

引自:FOSSATI P, PERPAR A, STOCK M, et al. Carbon ion dose constraints in the head and neck and skull base: review of medaustron institutional protocols [J]. Int J Particle, 2021:25 - 35.

表附 1-8 MedAustron 脑实质的限制剂量(Gy(RBE))(LEM 模型)

分割方法	安全限制	中低风险
日本	$D1\,cm^3 < 54, D5\,cm^3 < 50$	$D1\,cm^3 < 64, D5\,cm^3 < 60$
德国	$D1\,cm^3 < 56.7$ 等效于 $\alpha/\beta = 2\,Gy = 65$	$D1\,cm^3 < 59$ $NTD\alpha/\beta = 2\,Gy = 69$

引自:FOSSATI P, PERPAR A, STOCK M, et al. Carbon ion dose constraints in the head and neck and skull base: review of medaustron institutional protocols [J]. Int J Particle, 2021:25-35.

表附 1-9 MedAustron 腮腺的限制剂量[Gy(RBE)](LEM 模型)

分割方法	安全限制	当必须牺牲对侧腺时
日本和德国	$D_{mean} < 26$	$D_{mean} < 20$

引自:FOSSATI P, PERPAR A, STOCK M, et al. Carbon ion dose constraints in the head and neck and skull base: review of medaustron institutional protocols [J]. Int J Particle, 2021:25-35.

表附 1-10 MedAustron 眼睛及其附件的限制剂量[Gy(RBE)](LEM 模型)

组织	安全	中低风险
角膜	$D_{2\%} < 30$	$D_{2\%} < 40$ 且 $D_{10\%} < 30$
晶体	$D_{2\%} < 8$	—
泪腺	$D_{mean} < 30$	$D_{mean} < 40$
视网膜	$D_{2\%} < 40$	$D_{2\%} < 45$
黄斑	$D_{2\%} < 40$	$D_{2\%} < 45$

引自:FOSSATI P, PERPAR A, STOCK M, et al. Carbon ion dose constraints in the head and neck and skull base: review of medaustron institutional protocols [J]. Int J Particle, 2021:25-35.

表附 1-11 MedAustron 下颌骨和上颌骨的限制剂量[Gy(RBE)](LEM 模型)

组织	安全	中低风险
下颌骨/上颌骨 (牙槽突除外)	$D1\,cm^3 < 53$	—
	$D3\,cm^3 < 50$	$D3\,cm^3 < 60$
	$D5\,cm^3 < 38$	$D5\,cm^3 < 50$
	—	$D8\,cm^3 < 38$

(续表)

组织	安全	中低风险
下颌骨/前牙槽	$D1\,cm^3 < 50$	—
	$D3\,cm^3 < 45$	$D3\,cm^3 < 58$
	$D5\,cm^3 < 35$	$D5\,cm^3 < 48$
	—	$D8\,cm^3 < 38$

引自:FOSSATI P, PERPAR A, STOCK M, et al. Carbon ion dose constraints in the head and neck and skull base: review of medaustron institutional protocols [J]. Int J Particle, 2021:25 - 35.

表附 1 - 12 SPHIC 碳离子放疗肺癌的 OAR 剂量限制[Gy(RBE)](LEM 模型)

关键器官	22 次放疗(≤3.5 Gy(RBE)/次)	8～10 次放疗(5～8.5 Gy(RBE)/次)
近端支气管树	$D5\,cm^3 \leqslant 78, D10\,cm^3 \leqslant 76$	$D1\,mm^3 < 40$
食管	$D_{mean} \leqslant 34, D_{max} \leqslant 78$	$D1\,mm^3 < 40$
两肺- GTV	$D_{mean} < 14, V_{20} < 25\%, V_5 < 50\%$	$D_{mean} < 5, V_{20} < 12\%, V_5 < 28\%$
心脏	$V_{40} < 25\%, V_{30} < 30\%, D_{mean} < 17$	$D1\,mm^3 < 40$
脊髓	$D_{max} \leqslant 40$	$D1\,mm^3 < 30$

表附 1 - 13 SPHIC 前列腺癌碳离子放疗的 OAR 的剂量限制[Gy(RBE)](16 次照射)(LEM 模型)

组织	剂量限制
小肠	$D_{max} < 55$
结肠	$D_{max} < 55$
直肠	$D_{3cc} < 60$
	$D_{7cc} < 55$
	$D_{10cc} < 50$
膀胱	$D_{max} < 68.9$
	$V_{30} < 30\%$
	$V_{60} < 10\%$
	$V_{65} < 5\%$

表附 1-14　SPHIC 胰腺癌碳离子放疗的 OAR 的剂量限制［Gy（RBE）］（15 次照射）(LEM 模型)

组织	剂量限制
胃、十二指肠、空肠和结肠	$V_{50}<2\,mL$
	$V_{32}<6\,mL$
	$V_{21}<24\,mL$
	$V_{10}<102\,mL$
肾脏	$D_{mean}<13\,Gy$
	$V_{15}<30\%$
脊髓	$D_{max}<34\,Gy$
肝脏	$D_{mean}<24\,Gy$

表附 1-15　SPHIC 肝细胞癌碳离子放疗的 OAR 的剂量限制［Gy（RBE）］(LEM 模型)

组织	剂量限制	
	10 次	15 次
肝脏-GTV	$D_{mean}<20\,Gy$	$D_{mean}<24\,Gy$
胃、小肠和结肠	$V_{43}<2\,mL$	$V_{50}<2\,mL$
	$V_{28}<6\,mL$	$V_{32}<6\,mL$
肾脏	$D_{mean}<12\,Gy$	$D_{mean}<13\,Gy$
	$V_{14}<30\%$	$V_{15}<30\%$
脊髓	$D_{max}<30\,Gy$	$D_{max}<34\,Gy$

附录二

专业术语英文缩写对照表

表附 2-2　专业术语英文缩写对照

英文缩写	中文全称
5-FU	5 氟脲嘧啶
ACC	腺样囊性癌
Bragg peak	布拉格峰
bRFS	无生化复发生存率
CF	转换因子
CHO	中国仓鼠卵巢细胞
CNAO	意大利国家强子治疗中心
CPI	免疫检查点抑制剂
CSF	集落生长刺激因子
CTLA-4	细胞毒性 T 淋巴细胞相关蛋白 4
CTV	临床靶体积
DC	树突细胞
DDP	顺铂
DKFZ	德国国家癌症中心
DSB	DNA 双链断裂
DVH	剂量体积直方图
EQD2	相当于 2 Gy/次照射时的总剂量
EUD	等效均匀剂量
GSI	德国亥姆霍兹重离子研究中心(德国国家重离子研究所)
GTV	肿瘤靶体积
Gy (RBE)	碳离子的生物剂量单位
GyE	相当于 Gy 的剂量
HIMAC	日本国立放射科学研究所重离子医用加速器设施

（续表）

英文缩写	中文全称
HIT	德国海德堡大学粒子治疗中心
HMGB‐1	高迁移率族蛋白 B1
HR	同源重组修复
iGTV	整合的肿瘤靶体积
keV/μm	LET 的单位：千电子伏/微米
LEM	局部效应模型
LET	线性能量传递或传能线密度
LQ	线性二次方模型
MBM	混合射线模型
MDSC	骨髓来源的抑制细胞
MeV/u	射线的能量单位：百万电子伏特/原子质量单位
MHCI	主要组织相容性复合体 I
MKM	微剂量动力学模型
mMKM	修改的微剂量动力学模型
MMP	基质金属蛋白酶
NHEJ	非同源末端连接修复
NIRS	日本国立放射研究所
OAR	危及器官（关键正常器官）
OER	氧增强比
PCIRT	质子碳离子放疗
PD‐1	程序性细胞死亡蛋白‐1
PDL‐1	程序性细胞死亡蛋白配体‐1
PLDR	潜在损伤修复
PRV	计划危及器官体积（计划的关键正常器官体积）
QST	日本国立量子科学技术研究所
RBE	相对生物效应
RIL	放射导致的淋巴细胞减少
ROC	受试者工作曲线
SER	放射增敏比
SIF	骶骨不完全骨折
SLDR	亚致死性损伤修复
SOBP	扩展的布拉格峰

（续表）

英文缩写	中文全称
SPHIC	上海市质子重离子医院
TCD_{50}	控制 50% 的肿瘤所需要的剂量
TGD	肿瘤生长延迟
TGF	治疗增益因子
TGF－β	转化生长因子 β
TKI	酪氨酸激酶抑制剂
TPS	放射治疗计划系统
Treg	T 调节细胞
VEGF	血管上皮生长因子
VP16	依托泊苷
γ－H2AX	磷酸化组蛋白 2A 变异体

图书在版编目(CIP)数据

碳离子肿瘤放射治疗的临床放射生物学/蒋国梁编
著.--上海:复旦大学出版社,2025.3. -- ISBN
978-7-309-17670-4

Ⅰ. R730.55
中国国家版本馆 CIP 数据核字第 2024GV7956 号

碳离子肿瘤放射治疗的临床放射生物学
蒋国梁　编著
责任编辑/张　怡

复旦大学出版社有限公司出版发行
上海市国权路 579 号　邮编:200433
网址: fupnet@ fudanpress. com　http://www. fudanpress. com
门市零售: 86-21-65102580　团体订购: 86-21-65104505
出版部电话: 86-21-65642845
上海丽佳制版印刷有限公司

开本 787 毫米×1092 毫米　1/16　印张 9.75　字数 150 千字
2025 年 3 月第 1 版
2025 年 3 月第 1 版第 1 次印刷

ISBN 978-7-309-17670-4/R · 2130
定价: 98. 00 元

如有印装质量问题,请向复旦大学出版社有限公司出版部调换。
版权所有　侵权必究